健康ライブラリー　イラスト版

自分で治せる! 顎関節症

木野顎関節研究所所長 木野孔司 監修

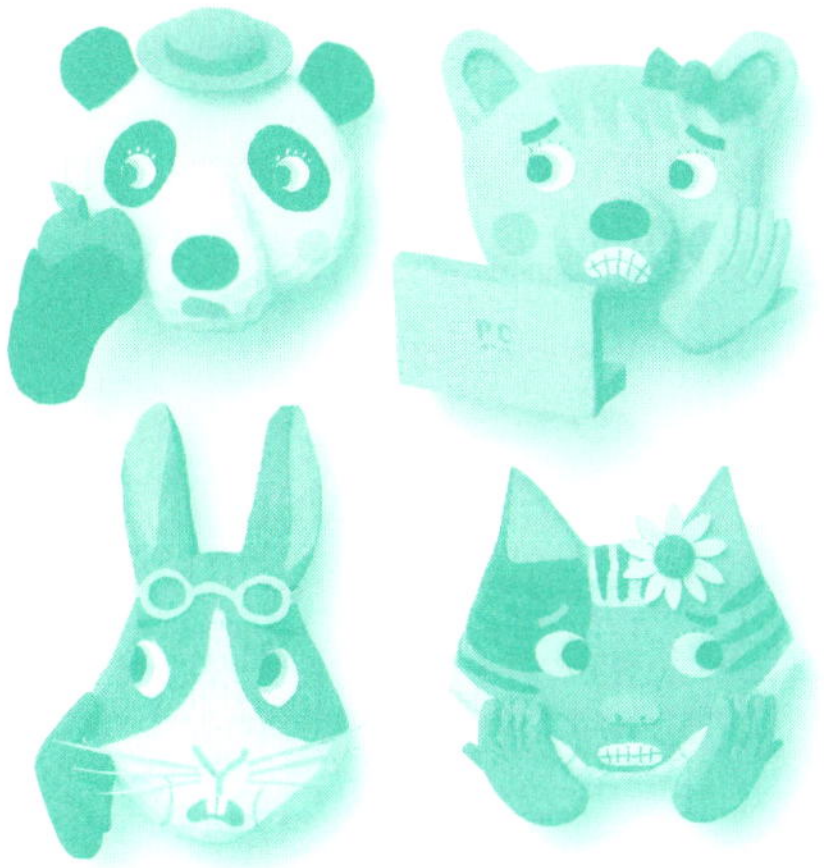

講談社

まえがき

「口が開かない」「あごが痛くて食事がつらい」などという顎関節症《がくかんせつしょう》の症状は、多くの人が経験します。たいていは一過性のことで、数日もすれば症状がやわらいでいきます。

ところが、一過性に終わらず、数週間、数ヵ月、ときには何年にもわたって症状に苦しみ、医療機関を転々としているという人が少なくありません。治療にあたる医師からもまた、「同じような状態の人に同じような治療をしているのに、なぜ治らない人がいるのか」「顎関節症はわからない」という困惑の声が聞かれます。

過去、半世紀以上にわたって、「顎関節症はかみ合わせの悪さが原因」と考えられてきました。この考え方に沿って、多くの医療機関ではマウスピースを処方したり、歯の表面を削ったり、ときには手術をすすめたりします。しかし、そうした「治療」が、じつは「治らない、それどころか悪化してしまう患者さん」をつくりだしてきたといっても過言ではありません。

はっきり申し上げましょう。「かみ合わせが悪いから顎関節症になる」という考え方は過去のものです。最新の調査・研究の結果、従来とはまったく違うアプローチで、顎関節症の症状を改善する方法が開発され、大きな効果を上げています。その具体的な方法をお伝えするのが本書の目的です。患者さんはもちろん、従来の治療法を続けている歯科医の方々にも本書を手に取っていただきたいと思っています。

顎関節症の八割近くは、本書でお話しすることを実践していけば治ります。ただし、そのためには患者さん自身の発想の転換も必要です。「治してもらう」という受け身の姿勢から、「自分で治す」という積極的な姿勢に気持ちを切り替えて、セルフケアに取り組んでみてください。

みなさんの症状改善に本書が役立てば、望外の喜びです。

木野顎関節研究所所長
木野 孔司

自分で治せる！顎関節症

もくじ

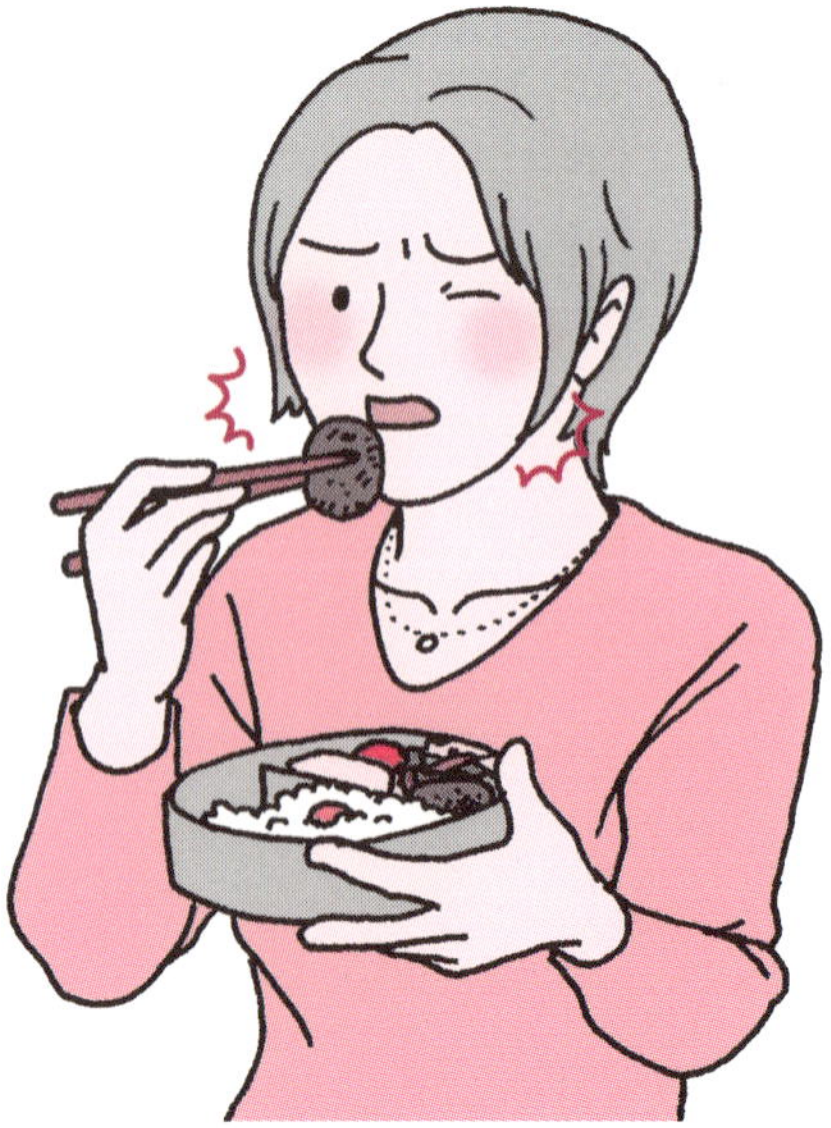

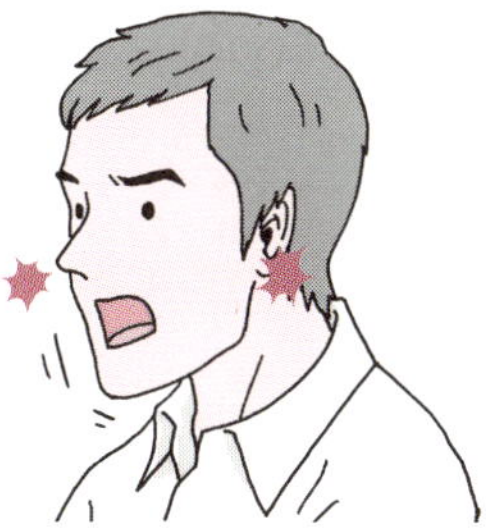

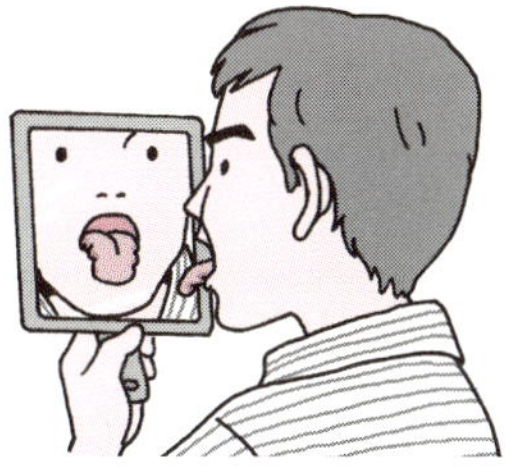

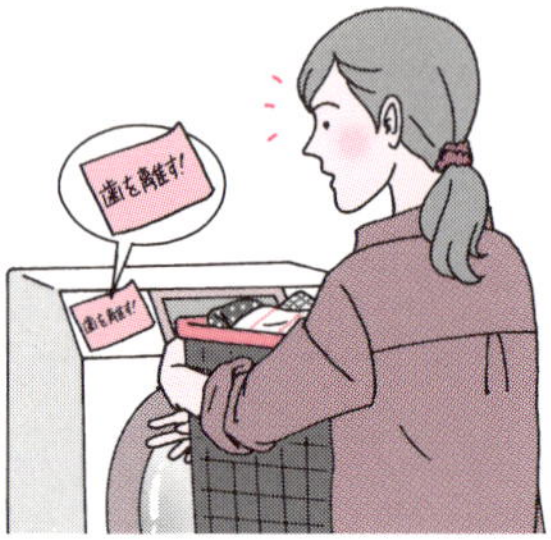

歯を離す!

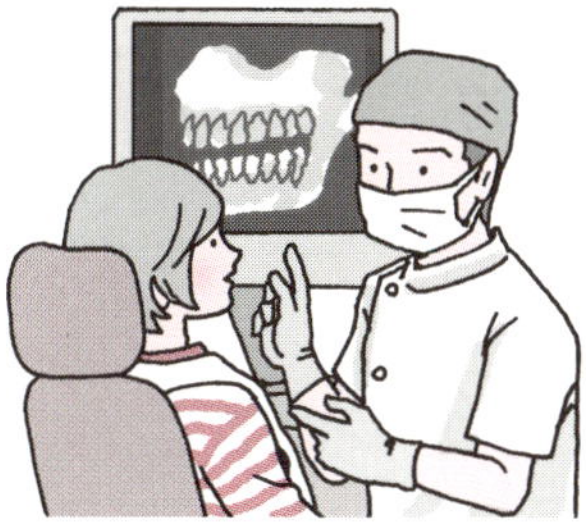

5 さらによくする！ リハビリ&その他の治療法……79

ケース紹介

あごの不快な症状に悩まされる人たち

口が開かない、あごが痛い……こうした不快症状は、じつはめずらしいものではありません。多くの場合、いつの間にか気にならなくなっていきますが、なかには症状が続いてしまうことも。「顎関節症」と診断された患者さんの典型例を、ここでみていきましょう。

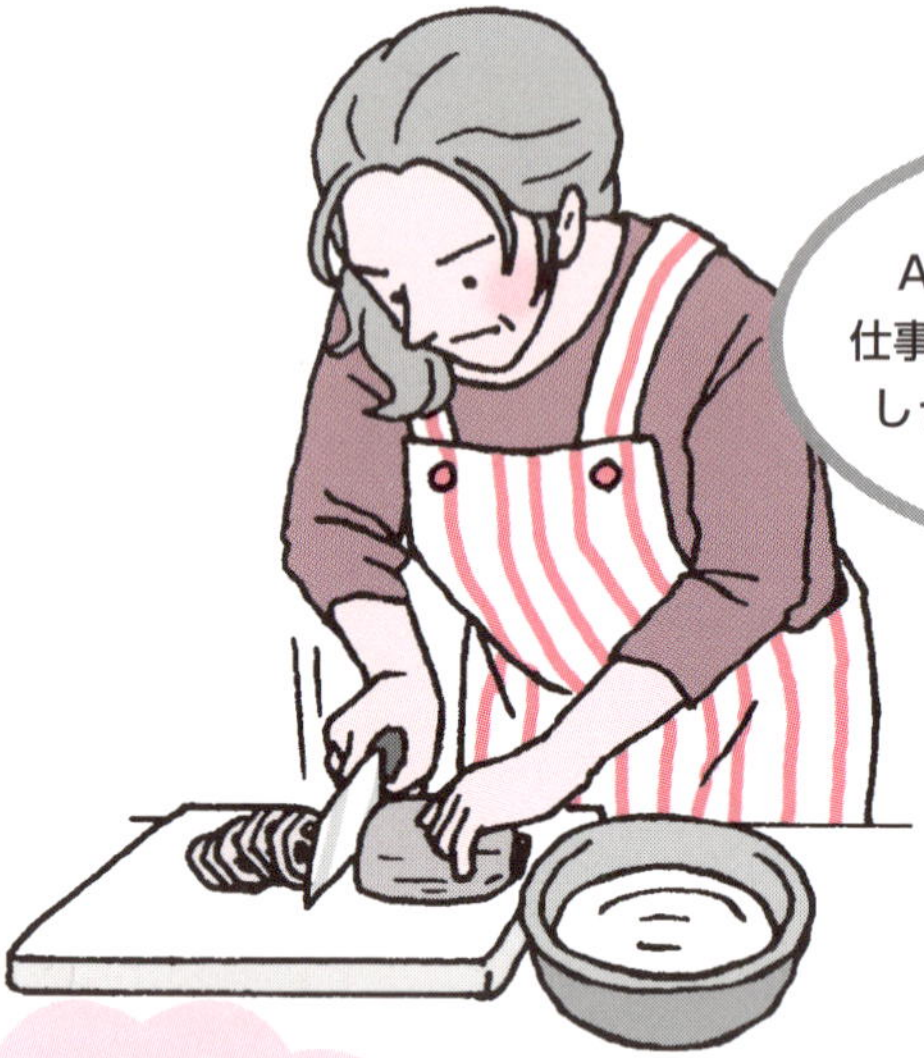

Aさん
女性／58歳／主婦

まじめで働き者のAさん。パートタイムの仕事をしていますが、家事もしっかり。手を抜くことはありません。

最近は、親の介護なども加わり忙しくなる一方です。そんな日々が続くなか、ある朝、急に口が開かなくなってしまいました。

無理に開こうとすると、激しく痛みます。食事が満足にとれなくなり、体重も減少。歯科医院を訪れました。

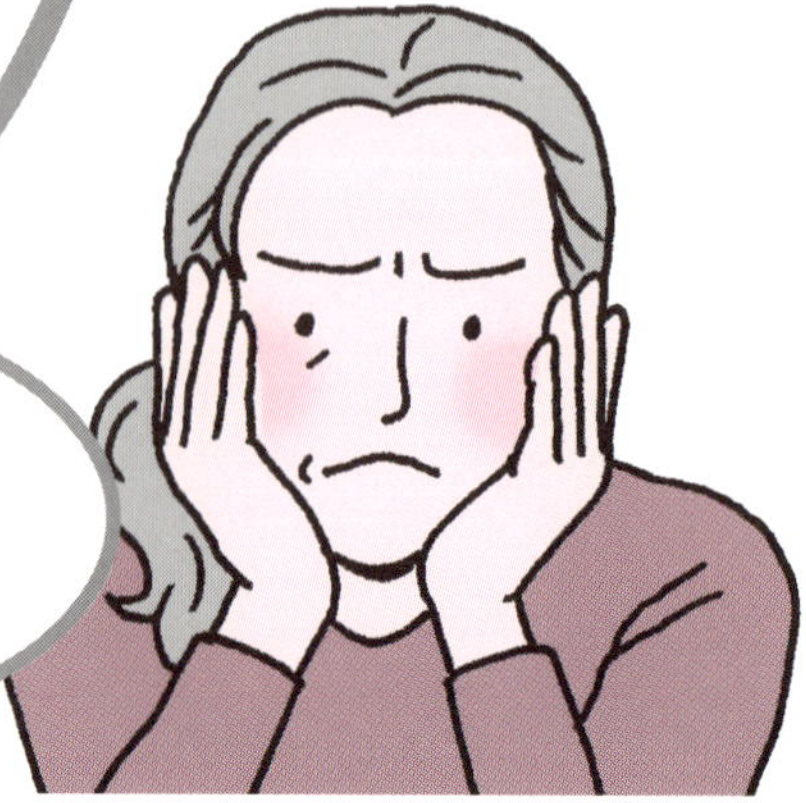

歯科医院で「かみ合わせの悪さ」を指摘されたAさん。「歯の表面を削って調整する」という方法をすすめられましたが、迷っているところです。Aさんの症状は、本当にかみ合わせの悪さが原因なのでしょうか？
→22ページをチェック！

Bさん

男性／29歳／サラリーマン

会社の経理を担当しているBさん。決算の時期は非常に忙しく、わずかなミスも許されない、精密作業が続きます。

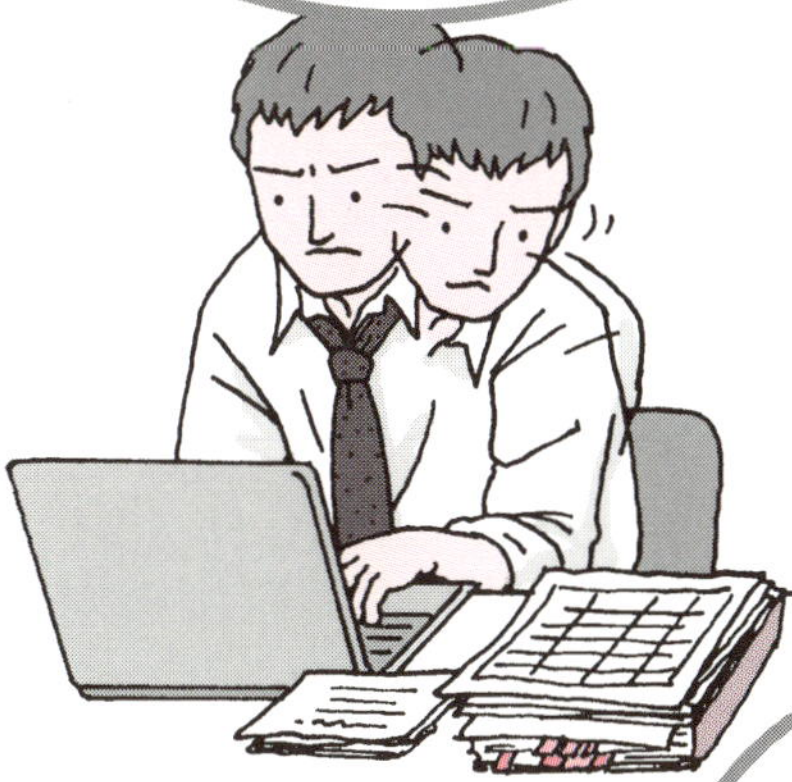

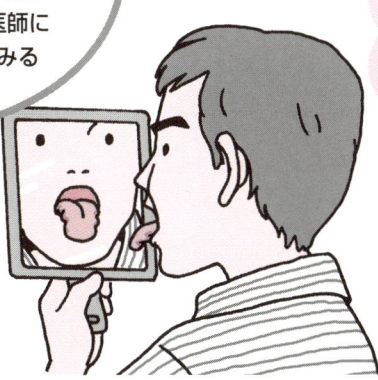

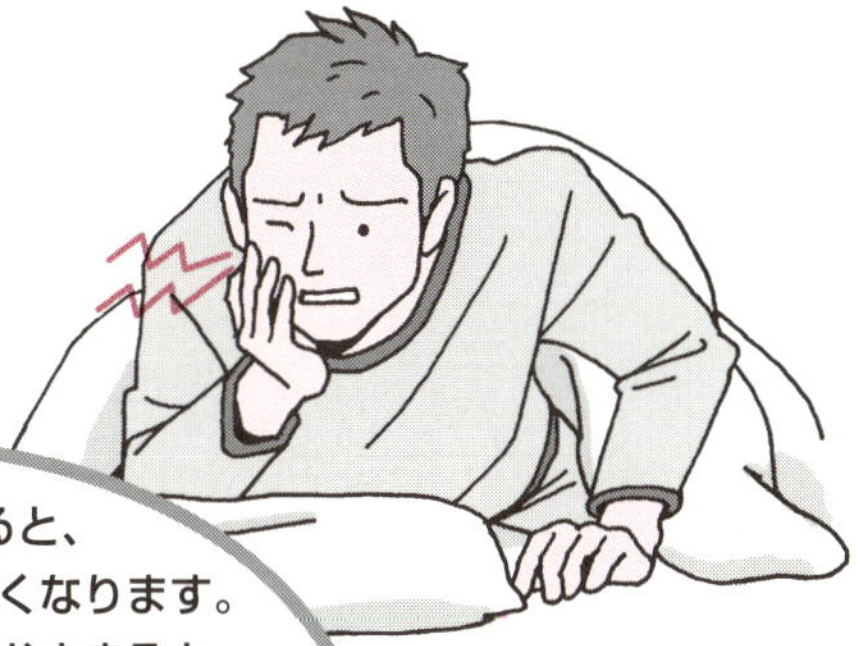

仕事が忙しくなると、いつも、あごの調子が悪くなります。これまでは、仕事の波がおさまると、痛みもおさまっていたのですが……。今回は、仕事がひと段落しても症状はひどくなるばかり。歯科で相談し、マウスピースをつくってもらうことになりました。

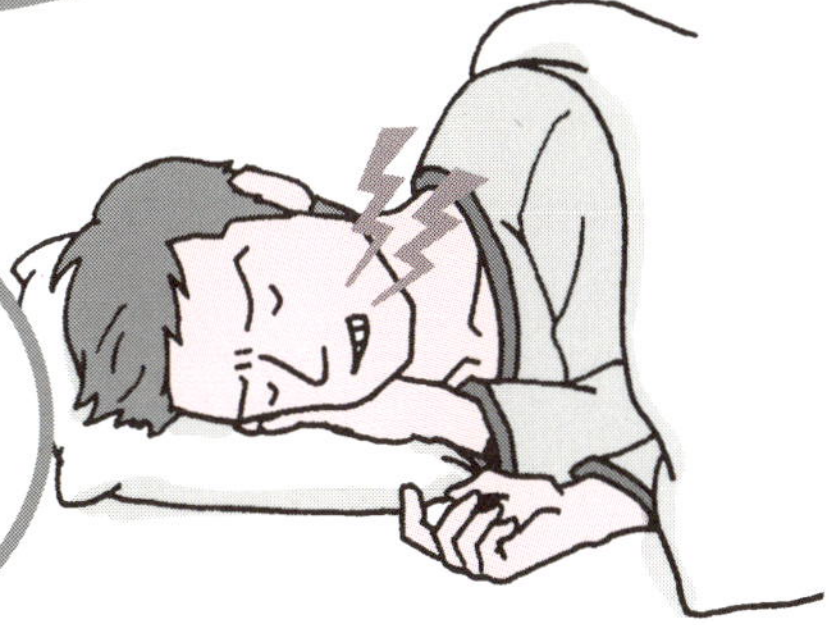

夜、寝るときにだけ装着するようにしましたが、いつの間にか自分ではずしてしまうようで、治療効果は実感できません。あいかわらず、口の開きが悪く、かむときに痛みもあります。

Bさんは、顎関節症の治療を専門とする医療機関を訪れてみることにしました。そこで指摘されたのが「あるクセ」。そのクセを直すことが症状改善の近道と聞いたBさんは、医師に指導された方法を試してみることにしました。

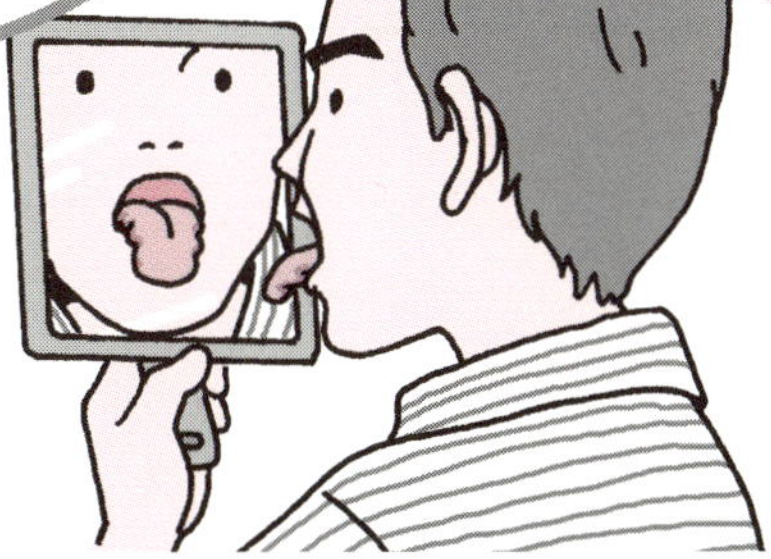

Bさんが指摘された「あるクセ」とは、TCH=歯と歯を接触させるクセのこと。顎関節症とどのような関係があるのでしょう？ また、改善できるものなのでしょうか？

→本書ではTCHをメインに取り上げていきます。第2～第4章を中心に、くまなくチェック！

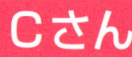

Cさん
女性／18歳／学生

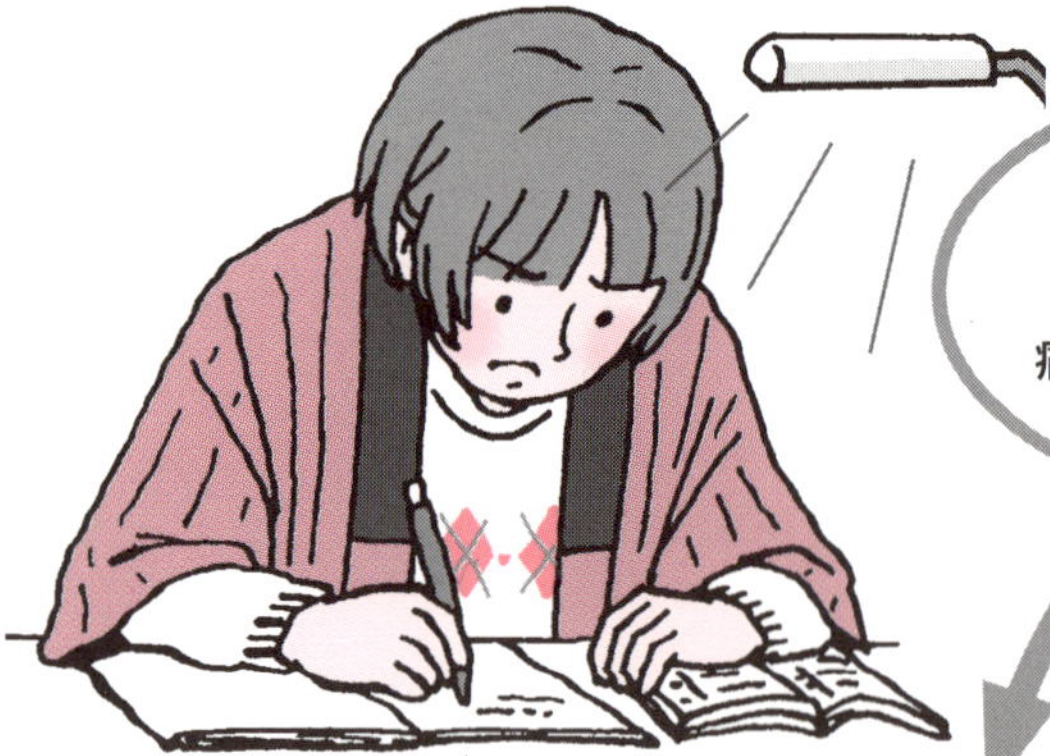

大学受験に向けて一生懸命、勉強しているCさん。ある日、奥歯が痛み出しました。どうやら虫歯のようです。

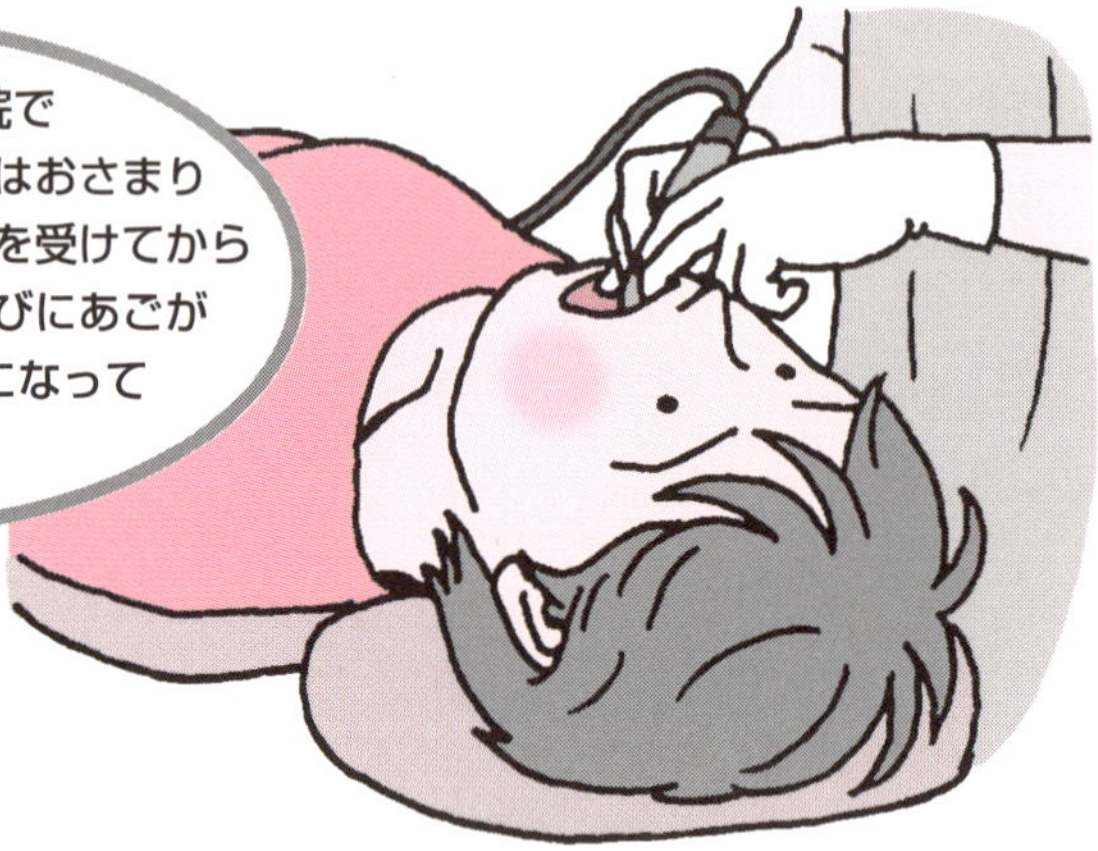

あわてて歯科医院で処置をしてもらい、痛みはおさまりました。でも、歯科で治療を受けてからというもの、口を開くたびにあごが「カクッ」と鳴るようになってしまいました。

痛みはないけれど、あごが鳴る音が気になってしかたないCさん。インターネットで「顎関節症の症状のひとつ」と知り、顎関節症治療の専門病院を訪れることになりました。

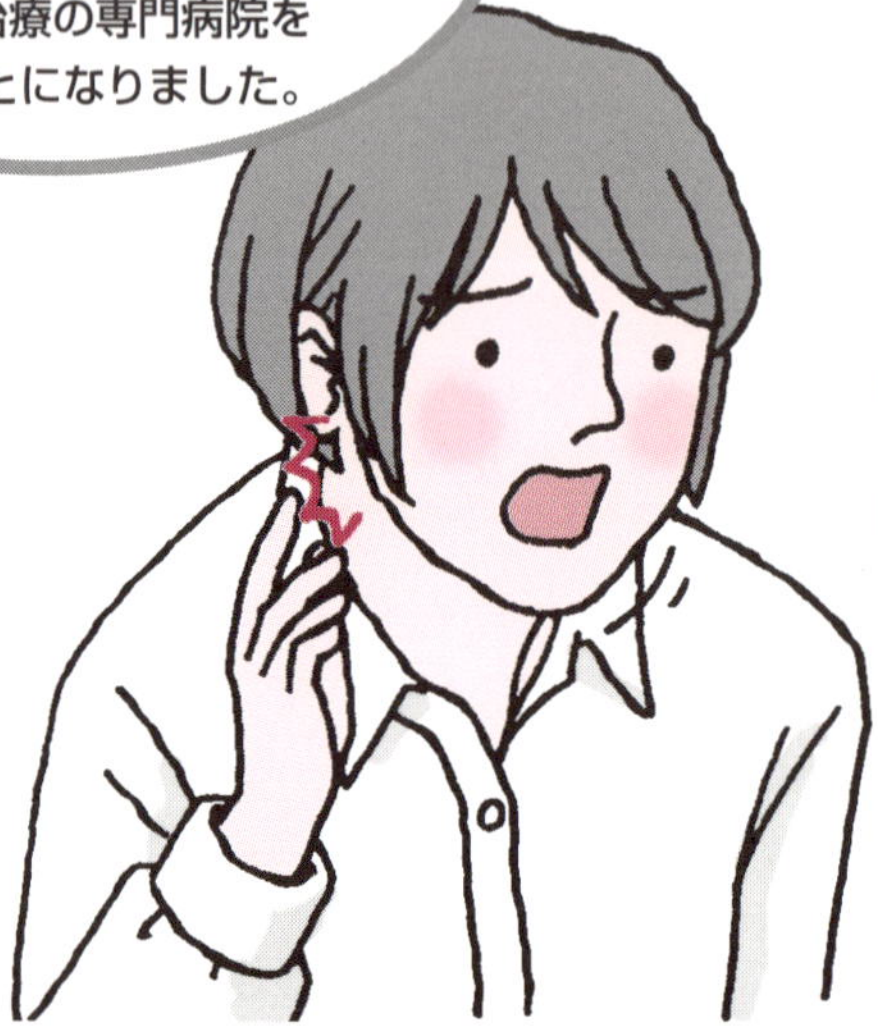

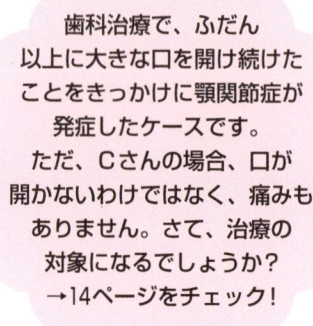

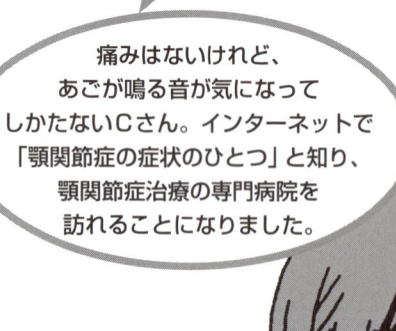

歯科治療で、ふだん以上に大きな口を開け続けたことをきっかけに顎関節症が発症したケースです。
ただ、Cさんの場合、口が開かないわけではなく、痛みもありません。さて、治療の対象になるでしょうか？
→14ページをチェック！

1

かみ合わせを直しても治らない

「口が開けられない」「あごが痛い」「口を開くと音がする」
——こんな症状に悩まされるようになったら、顎関節症が疑われます。
本来、顎関節症の症状は時間とともに薄らいでいくもの。
ところが、「かみ合わせを直せば治る」という
誤った認識に基づいて不適切な治療を続けた結果、
かえって症状が深刻化していく例が少なくありません。

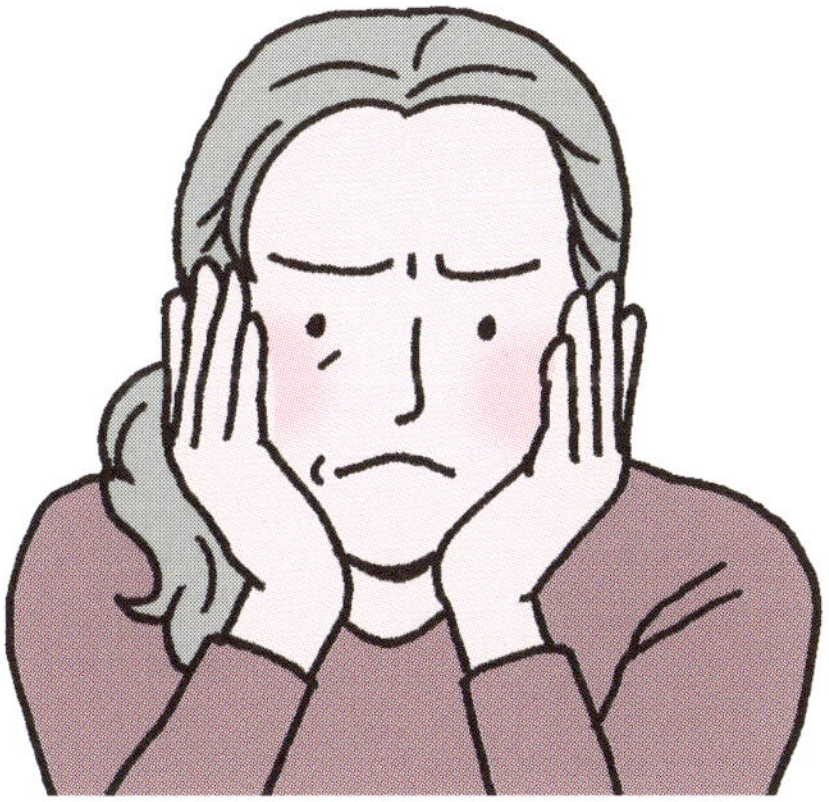

代表的な症状①

口を大きく開けられない

口を開けられず、食事のときに不自由な思いをしているということはありませんか？
口が開かないのは、顎関節症の典型的な症状のひとつです。

気になる症状をチェックしよう

急に口が開きにくくなった場合だけでなく、「以前にくらべて開けにくい」という場合も、顎関節症の疑いがあります。

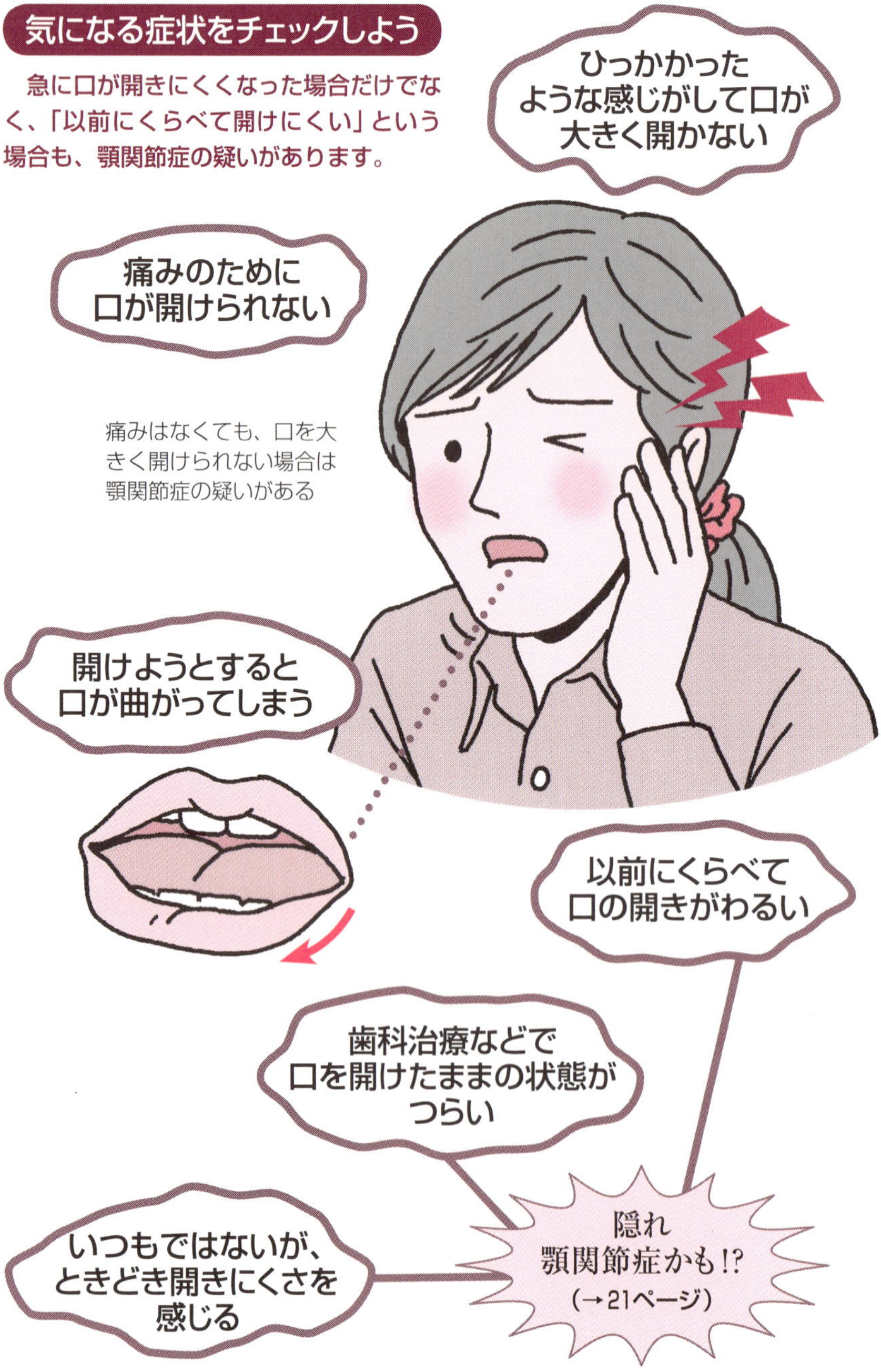

ひっかかったような感じがして口が大きく開かない
痛みのために口が開けられない
痛みはなくても、口を大きく開けられない場合は顎関節症の疑いがある
開けようとすると口が曲がってしまう
以前にくらべて口の開きがわるい
歯科治療などで口を開けたままの状態がつらい
いつもではないが、ときどき開きにくさを感じる
隠れ顎関節症かも!?
(→21ページ)

食べにくくなるほど開かなくなることも

痛みの有無にかかわらず、口を開けられなくなる症状は、多くの場合、顎関節症の症状と考えられます。完全に開かなくなることはありませんが、指一本分ほどしか開かず、食事の際に不自由を感じるようになることはあります。

何日かすると症状はやわらぎ、少しずつ開くようになります。しかし、いったんはよくなっても、なにかのはずみに、また同じ症状が出てきてしまう人もいます。

指3本分くらいは開くのが一般的

口の形や大きさは人それぞれ。どれくらい開けばよいかは一概にはいえませんが、一般的には指３本分くらいは開けられます。

▼通常の場合

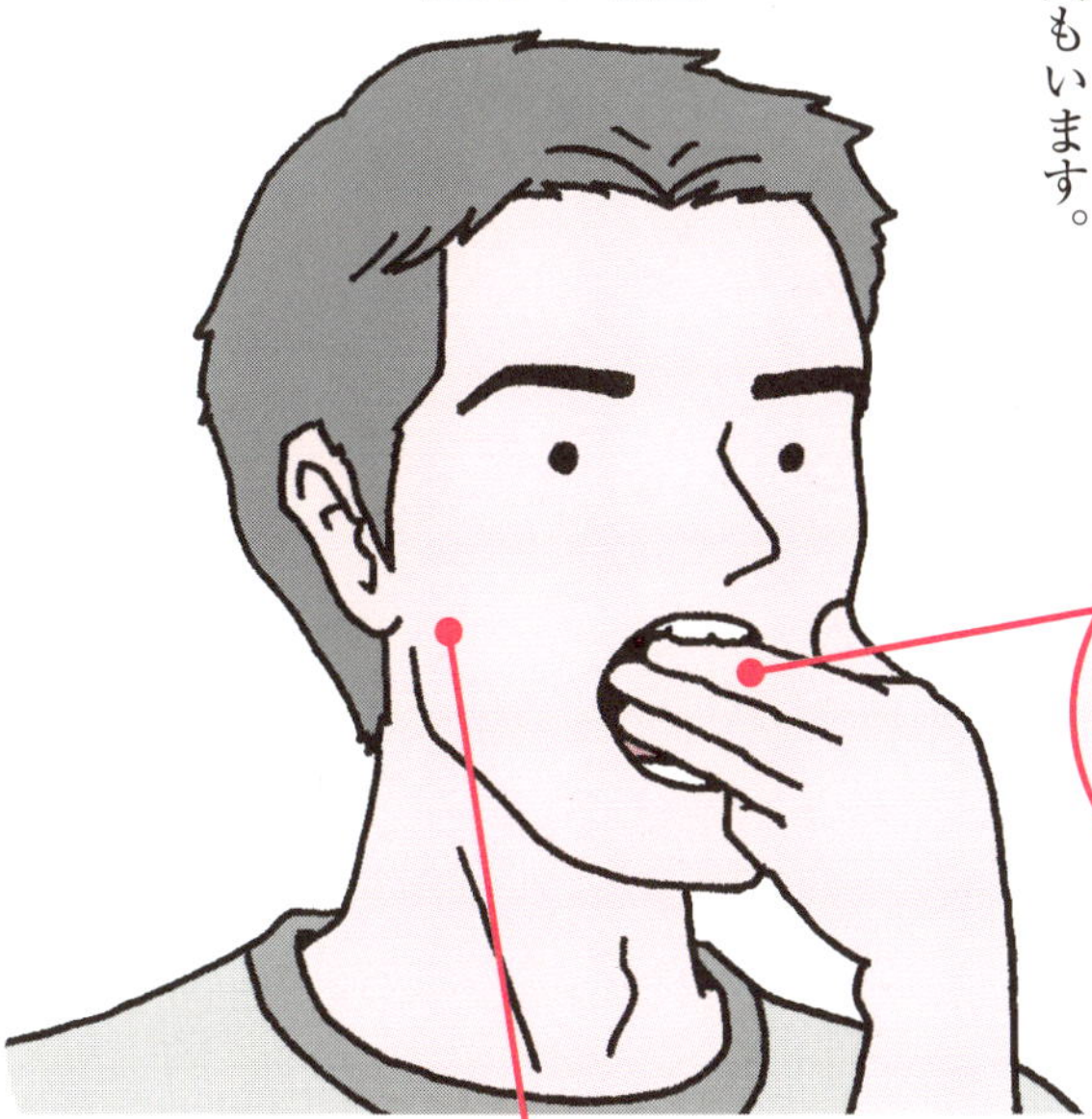

第２関節付近まで口に入れられる

人差し指、中指、薬指をそろえて伸ばし、上下の歯の間に縦に差し入れてみましょう。第２関節付近まで入るくらい開けられれば、問題はありません。

下あごの骨が十分に前に出ていればよい

顎関節は、耳の穴の前方にある関節。口を開けるときには、頭の骨にかみ合った下あごの骨が前にずれ出します。口の開きが不十分なようでも、下あごの骨が十分に前に出ていれば最大限に開けていると判断できます。

「関節のクッション」がずれて動きをじゃましている

下あごの骨にくっつき、骨と骨とがこすれ合わないようにしているクッション役の「関節円板《かんせつえんばん》」がずれ、下あごの動きをじゃますると、口が十分に開かなくなります。

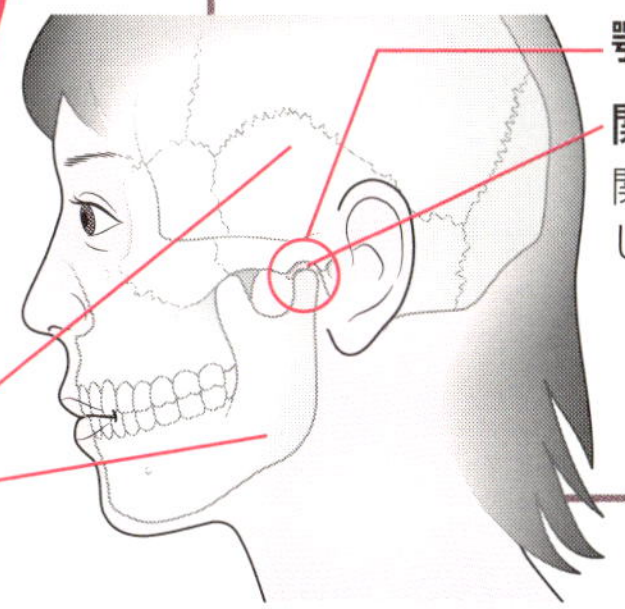
顎関節
関節円板
関節のクッション役を果たしている弾力性のある組織
頭の骨
下あごの骨

顎関節のしくみは26ページ参照

代表的な症状②

あごのまわりが痛い

「痛くて食事をするのがたいへん」というのも、顎関節症の患者さんに多い訴えです。ただし、痛みはさまざまな原因で起こるもの。すべてが顎関節症のせいとはかぎりません。

気になる症状をチェックしよう

原因が違えば、どんなときに、どんなふうに痛むのかも違います。顎関節症で起こる痛みは次のようなものです。

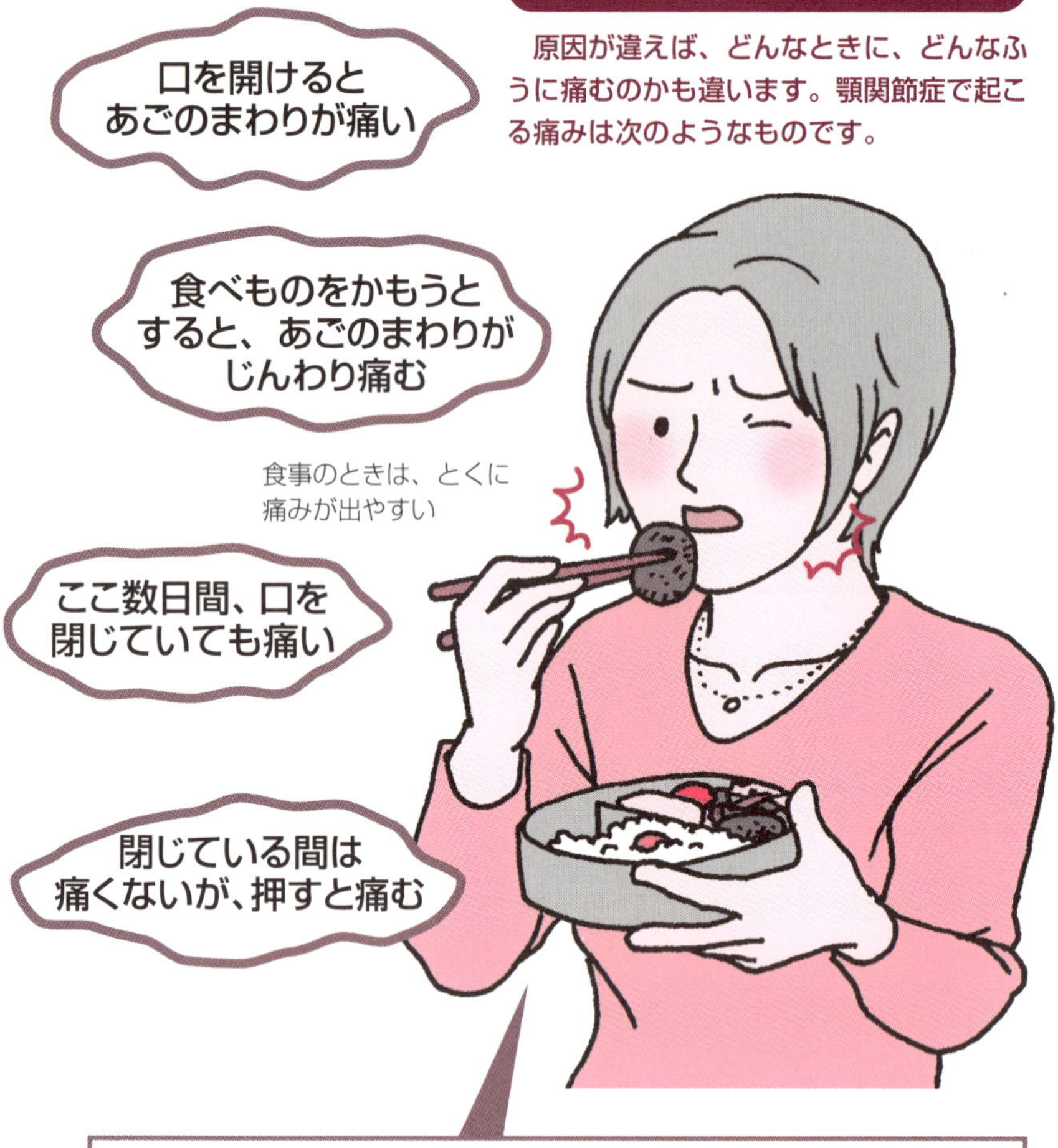

口を開けると
あごのまわりが痛い
食べものをかもうとすると、あごのまわりがじんわり痛む
ここ数日間、口を閉じていても痛い
閉じている間は痛くないが、押すと痛む

食事のときは、とくに痛みが出やすい

顎関節症では出ない痛み方

腫《は》れたり、熱をもったりしている

顎関節症は炎症性の病気ではないので、痛みのある部位が腫れたり、熱をもったりすることはない

じっとしていても痛む状態が1週間以上続いている

症状が出始めてから数日間は、じっとしていても痛むことがあるが、それ以上続くようなら顎関節症以外の原因によると考えられる

血流の悪化が痛みをまねく

顎関節症の痛みは、通常より痛みに敏感になっているために起きてくるものと考えられています。

▼正常な状態

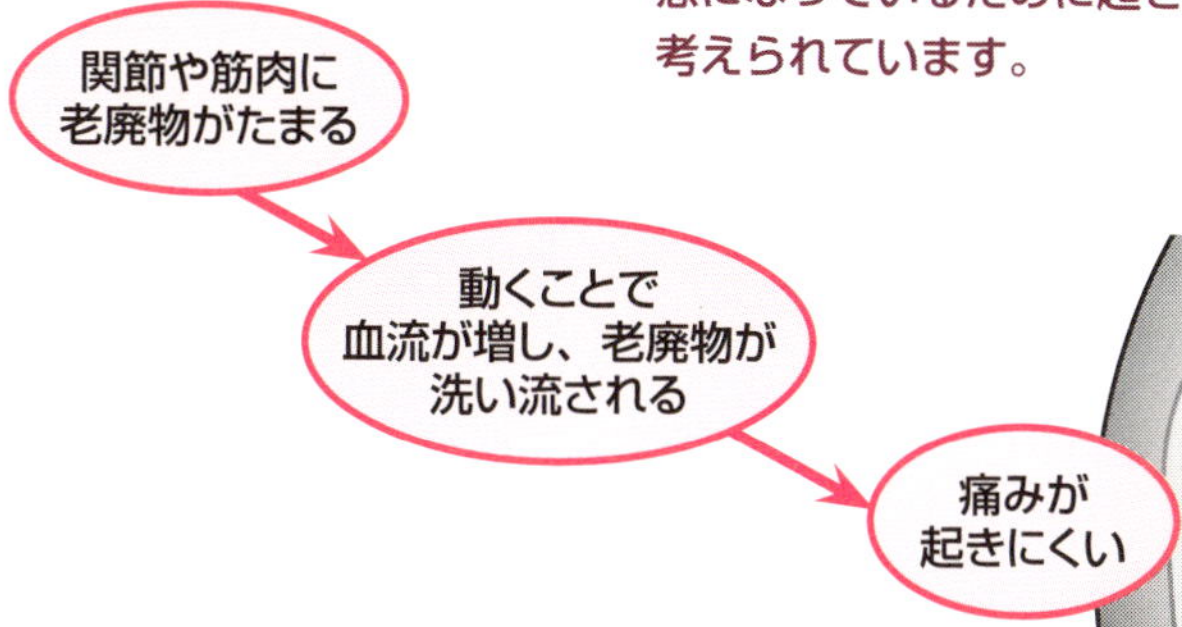

関節や筋肉に老廃物がたまる
動くことで血流が増し、老廃物が洗い流される
痛みが起きにくい

▼顎関節症の場合

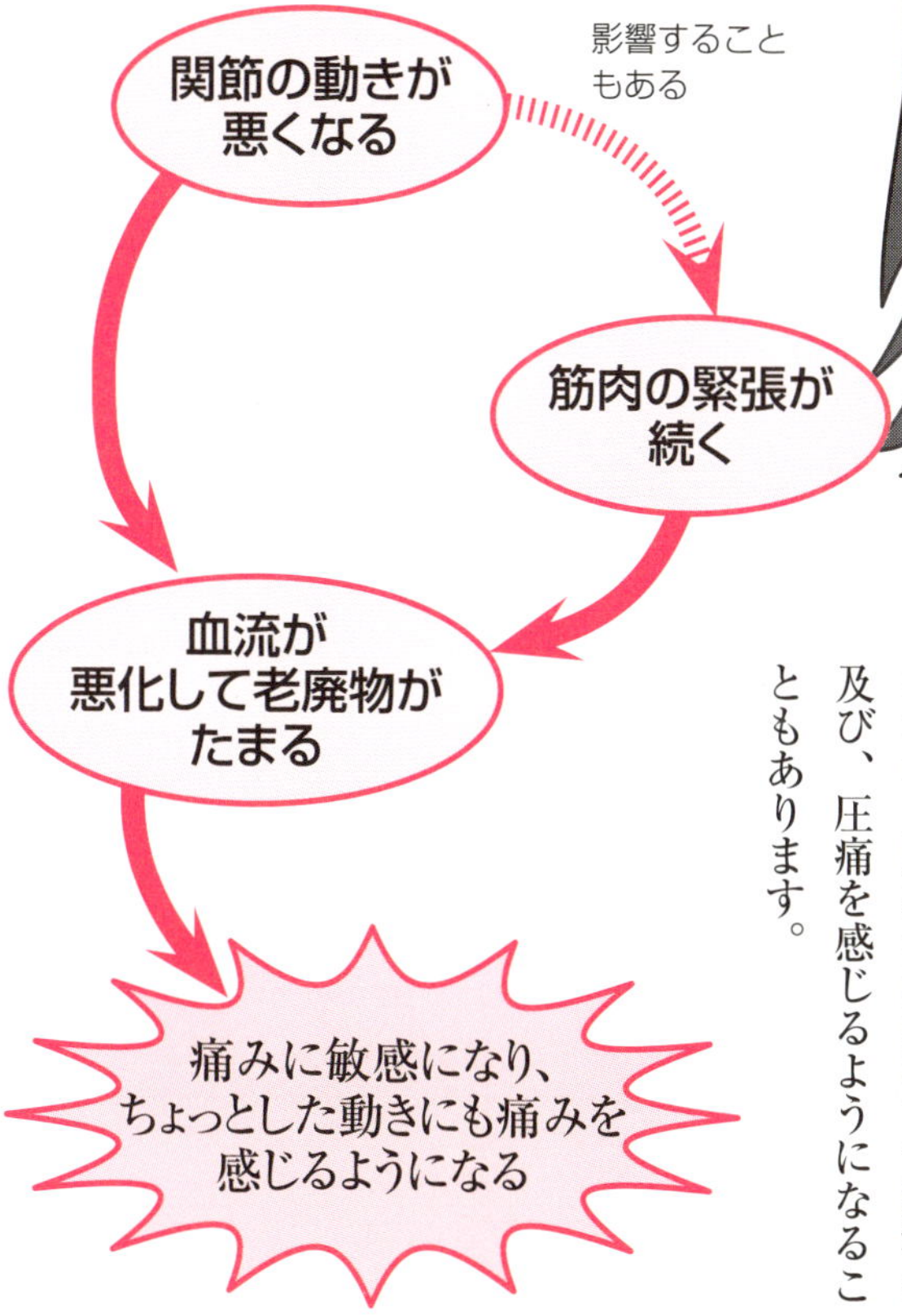

関節の動きが悪くなる
影響することもある
筋肉の緊張が続く
血流が悪化して老廃物がたまる
痛みに敏感になり、ちょっとした動きにも痛みを感じるようになる

▼顎関節症で痛みが出やすい部位

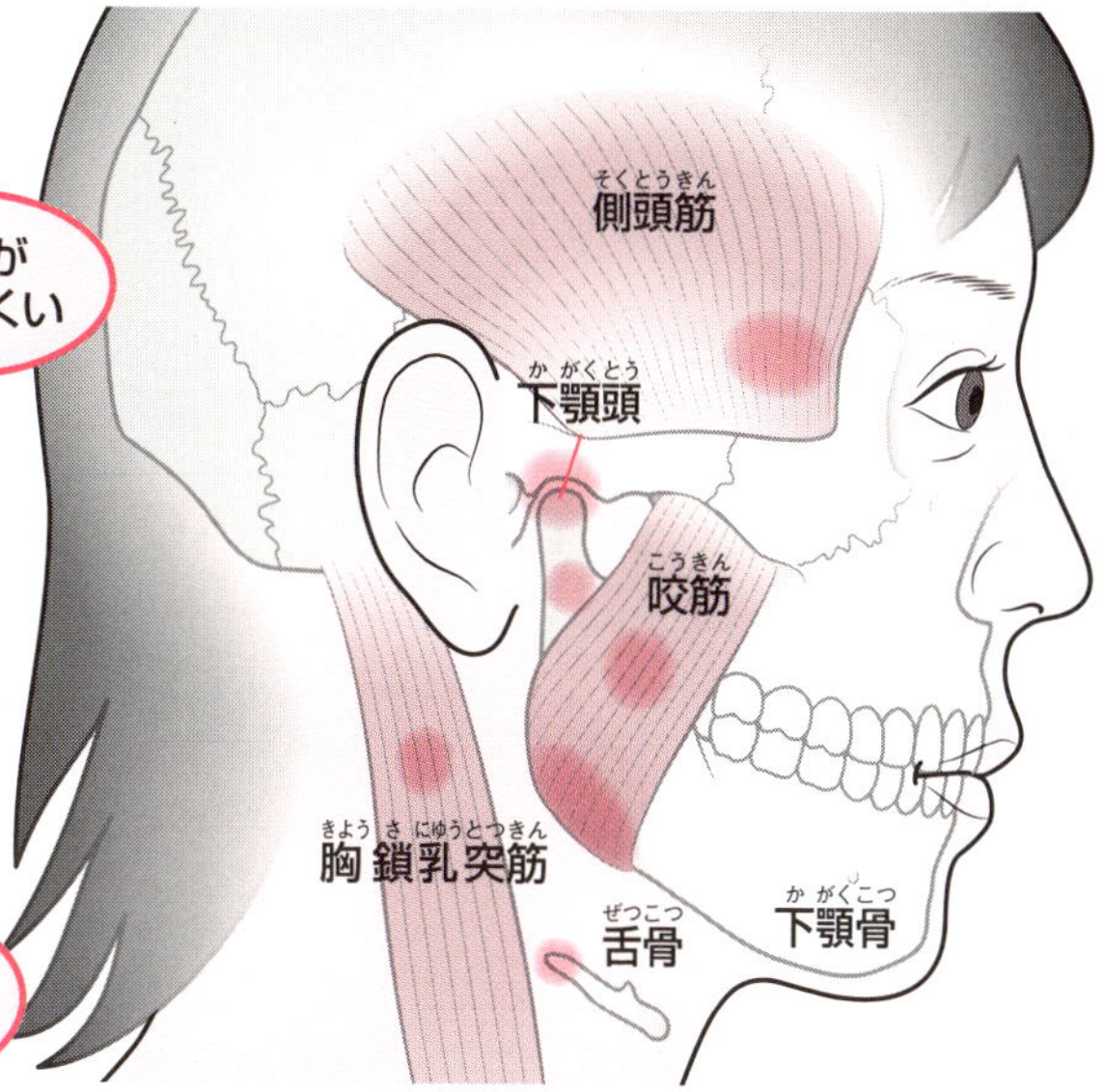

側頭筋《そくとうきん》
下顎頭《かがくとう》
咬筋《こうきん》
胸鎖乳突筋《きょうさにゅうとつきん》
舌骨《ぜつこつ》
下顎骨《かがくこつ》

濃いピンクは痛みが出た部位の例

動かすと痛いのが顎関節症の症状

顎関節症の症状のひとつに、あごの痛みがあります。口を開けたり、かたいものをかみしめたりするなど、あごの動きに伴って痛むのが特徴で、機能時痛といいます。

また、痛みは筋肉を緊張させます。あごのまわりの筋肉が疲れて刺激に敏感になっていると、押すだけで痛む圧痛も出てきます。ときには、関節の動きとは直接関係のない、周辺の筋肉にまで影響が及び、圧痛を感じるようになることもあります。

代表的な症状③

口を開けるとあごが鳴る

口を大きく開けたときや閉じようとするときに、耳障りな音がしませんか？
これも顎関節症でよくみられる症状ですが、ほかに症状がなければ治療の対象にはなりません。

気になる症状をチェックしよう

口を開くときに「カクッ」「ザラッ」などという音がする場合も、顎関節症の疑いがあります。

これといったきっかけは思い当たらず、いつの間にか音がするようになっていたという例が大半

クリック音

乾いたはじけるような音のことで弾撥音《だんぱつおん》ともいいます。関節のクッション役を果たしている関節円板という組織の位置がずれた状態と考えられます。

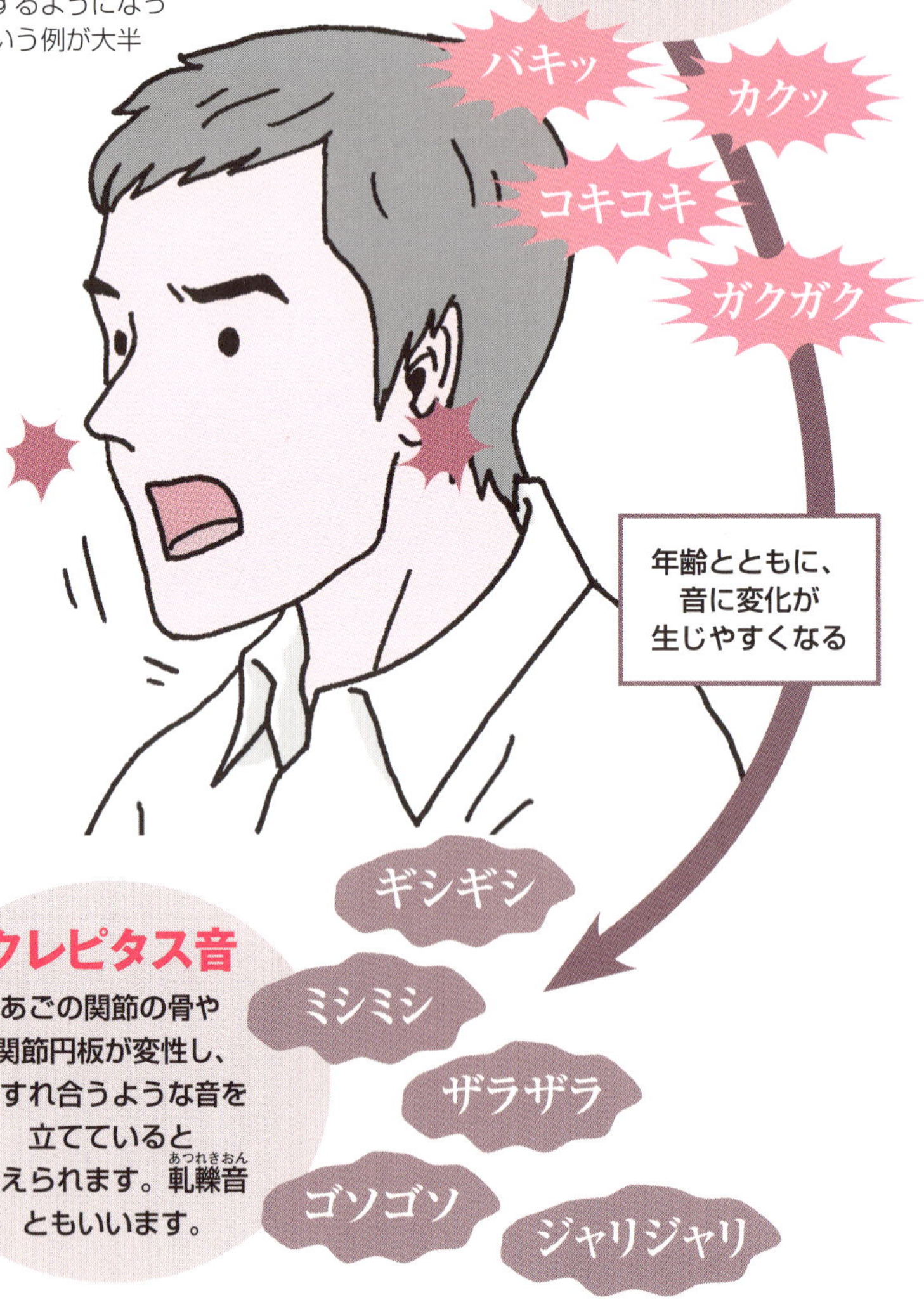

バキッ
カクッ
コキコキ
ガクガク
年齢とともに、音に変化が生じやすくなる
ギシギシ
ミシミシ
ザラザラ
ゴソゴソ
ジャリジャリ

クレピタス音

あごの関節の骨や関節円板が変性し、こすれ合うような音を立てていると考えられます。軋轢音《あつれきおん》ともいいます。

よく聞こえるから気にする人が多い

口を開くたびに音がすることを気にしている人も多いでしょう。しかし、あごの関節音は、手の指の関節や膝《ひざ》の関節がポキッと鳴るようなもの。耳の近くにあるので聞こえやすく、気になるかもしれませんが、これを完全になくす方法はありません。

音を消すには、手術で音のもとになっている関節円板のずれを戻すしかありません。しかし、手術をしても、多くの場合、いずれまたずれてきてしまいます。

開きにくさ、痛みなどの症状がなく音がするだけなら、心配は無用です。

「鳴るだけ」ならば心配無用

関節の音は、音に加えて開きにくさや、痛みなどがあれば、治療的な対応が必要になります。

急にカクカク音がするようになった

音がするようになって2週間くらいしかたっていないという状態なら、ずれている関節円板がもとの位置に戻る可能性もあります。極力、あごの関節に負担をかけないようにします。

痛みや口の開けにくさがある

顎関節症として、症状に応じた対応をとります。

音がするだけで、ほかに症状はない

治療の必要はありません。こすれるようなクレピタス音の場合、ほかに症状がなければ顎関節症と診断されることはありません。老化現象の一種ともいえるものだからです。

「関節のクッション」がカチッと鳴っている

口の開閉に伴って下あごの骨が動きます。関節円板の位置がずれていると、下あごの骨が動く際に下顎頭に乗り上げ、カチッという音がしやすくなります(→30ページ)。

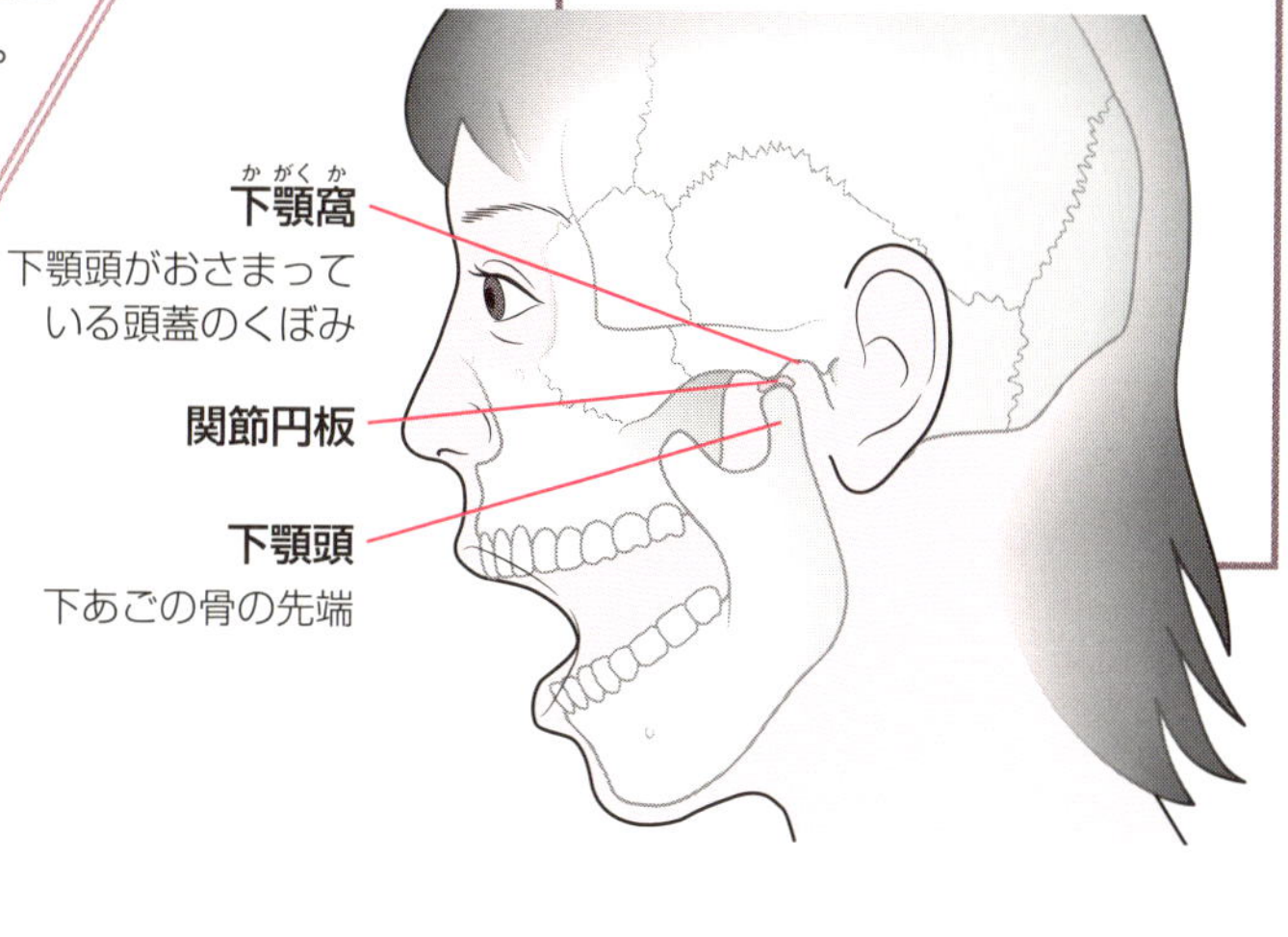

下顎窩《かがくか》
下顎頭がおさまっている頭蓋のくぼみ
関節円板
下顎頭
下あごの骨の先端

二人に一人が経験するありふれた病気

食事がつらいほどの症状をかかえ、「なぜ私ばかり……」と思っているかもしれませんが、顎関節症は、じつはありふれた病気。似たような症状をかかえる人はとても多いのです。

日常的な負担があごの症状に

さまざまな調査の結果をまとめると、顎関節症の症状を経験したことがある人は、およそ二人に一人と考えてよいでしょう。顎関節症の大半は、時間の経過とともに自然に症状がやわらいでいくので、医療機関を受診するほど症状が重い人は少数派です。

だからといって「放っておいてよい」というものでもありません。第二章で詳しくお話ししますが、顎関節症を引き起こす要因には、気づかぬうちにくり返している生活習慣などがあります。あごの症状を好ましくない習慣の表れととらえ、負担になる習慣を改めていくことが必要です。

「顎関節症予備軍」はたくさんいる

受診して診断を受けようというほどではないにせよ、「そういえば、そんな症状がある（あった）」という人は「顎関節症予備軍」といえます。

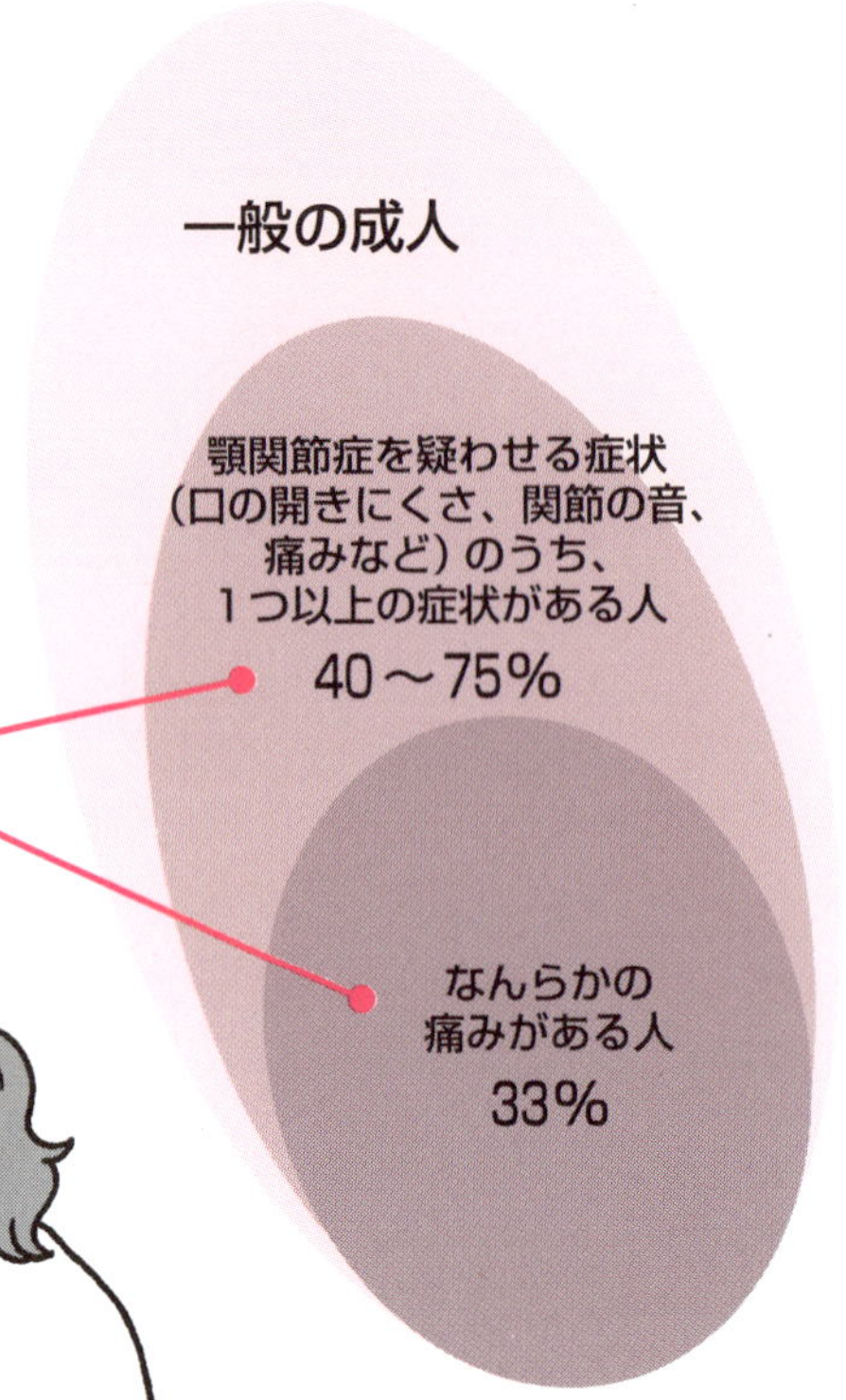
一般の成人
顎関節症を疑わせる症状（口の開きにくさ、関節の音、痛みなど）のうち、1つ以上の症状がある人
40〜75%
なんらかの痛みがある人
33%
受診を考えるほどの人は
5%

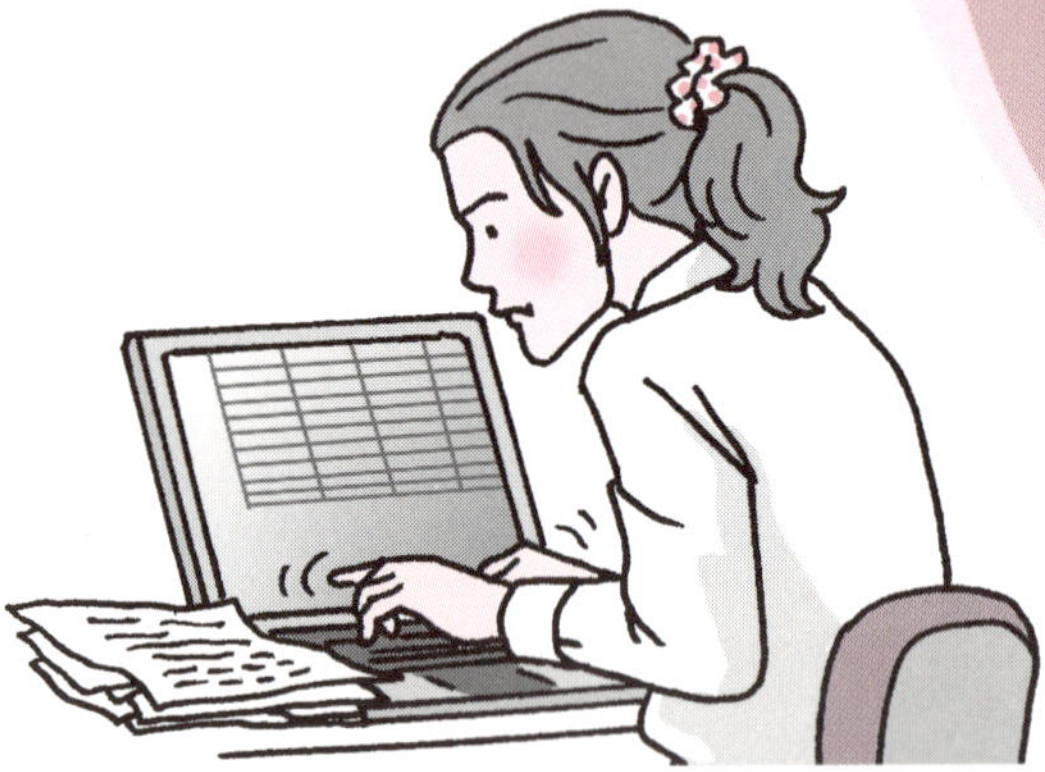

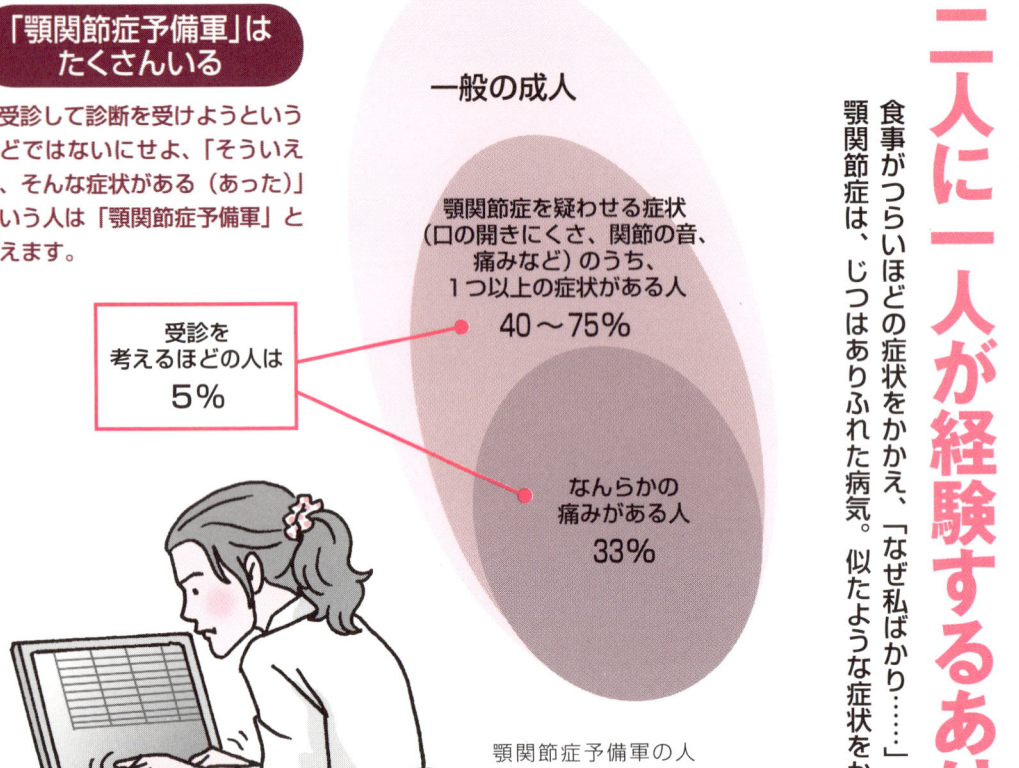

顎関節症予備軍の人は、仕事の忙しさなどをきっかけに、症状が急に強まることもある

とくに多いのは若い世代の女性

顎関節症の患者さんは、圧倒的に女性に多いことが知られています。年齢は比較的若い人が多いのですが、高齢になってから発症する人もいます。

▼顎関節症来院患者の性年代別分布（木野 2007）

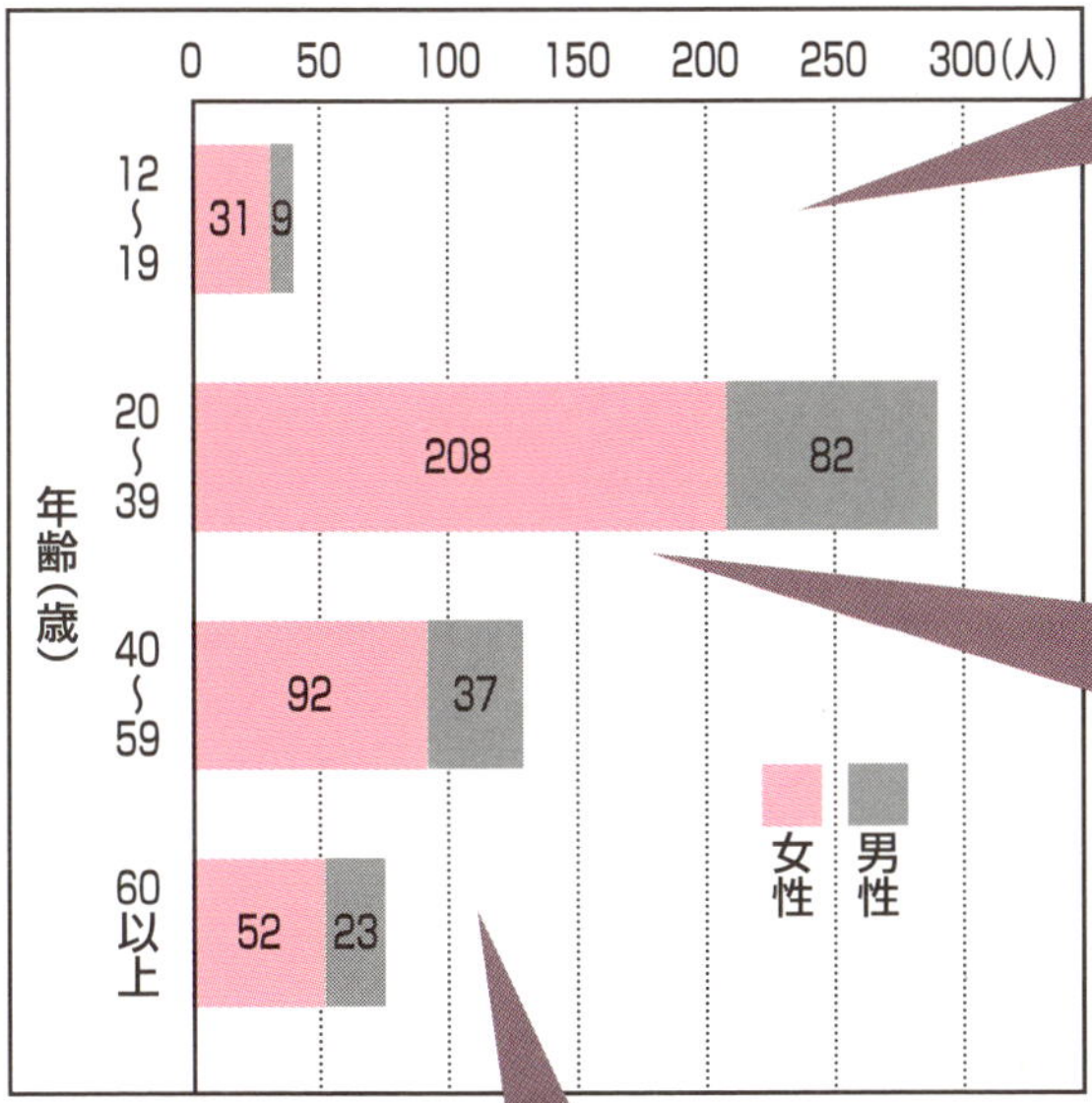

思春期に増え始める

低年齢の子どもは、骨の構造が比較的単純なこと、関節組織の順応性が高いことなどから、大人のような重大な症状が現れることはあまりありません。

症状の訴えが増えるのは10代半ばから。受験や学校生活のストレスなども影響していると考えられます。

どの年代も女性に多い

顎関節症の症状自体は、男女とも同じくらいの割合でみられるという報告もありますが、医療機関にかかる人はどの国でも、女性が男性の2〜3倍以上といわれています。

骨格や筋肉、ホルモンの違いのほか、女性のほうが健康意識の高い人が多いからではないかとも考えられています。

「対応法」がわかれば訴えは減る

顎関節症はどんどん悪化していく病気ではないので、対応のしかたが身につけば治療は終了。若い年代で発症し、長期にわたって治療している人はまれです。高年齢での受診者は、筋肉の衰えなどが影響して新たに発症する人が中心です。

▼一般的な経過

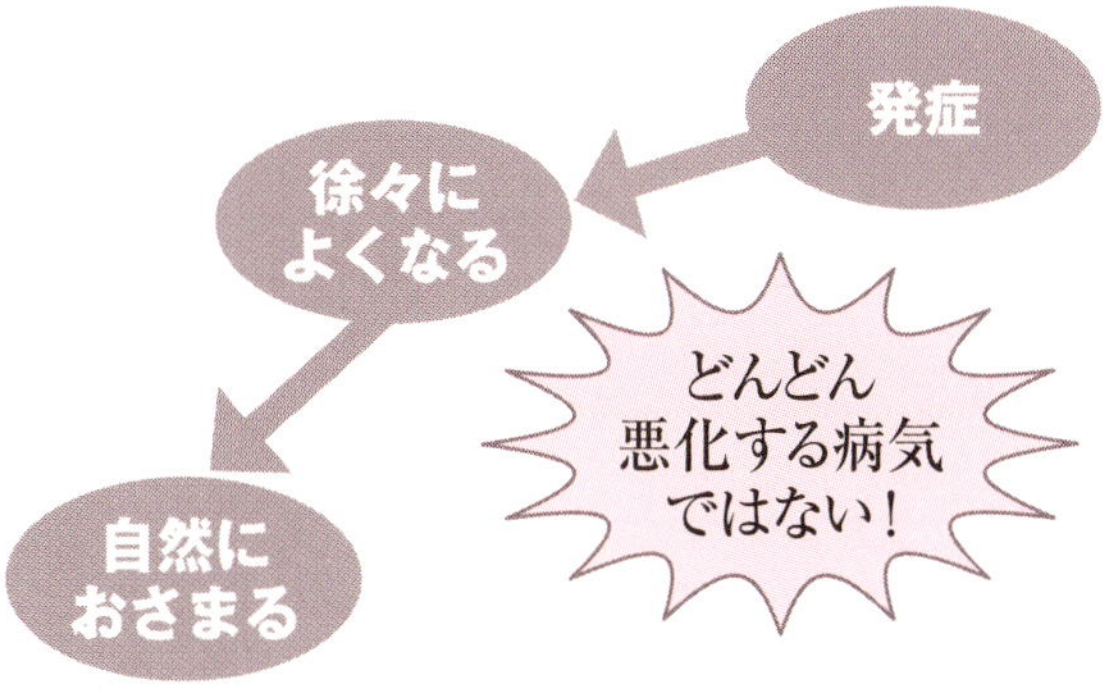

なぜ治らない？①

不適切な治療が再発・悪化をまねく

顎関節症は、本来は自然によくなっていくはずのものです。一方で、何年も不快症状に悩まされているという人も少なくありません。再発・悪化をまねく理由は二つあります。

再発・悪化をまねく理由

顎関節症の症状をくり返したり、なかなかよくならなかったりするのは、対処のしかたに問題があるからです。

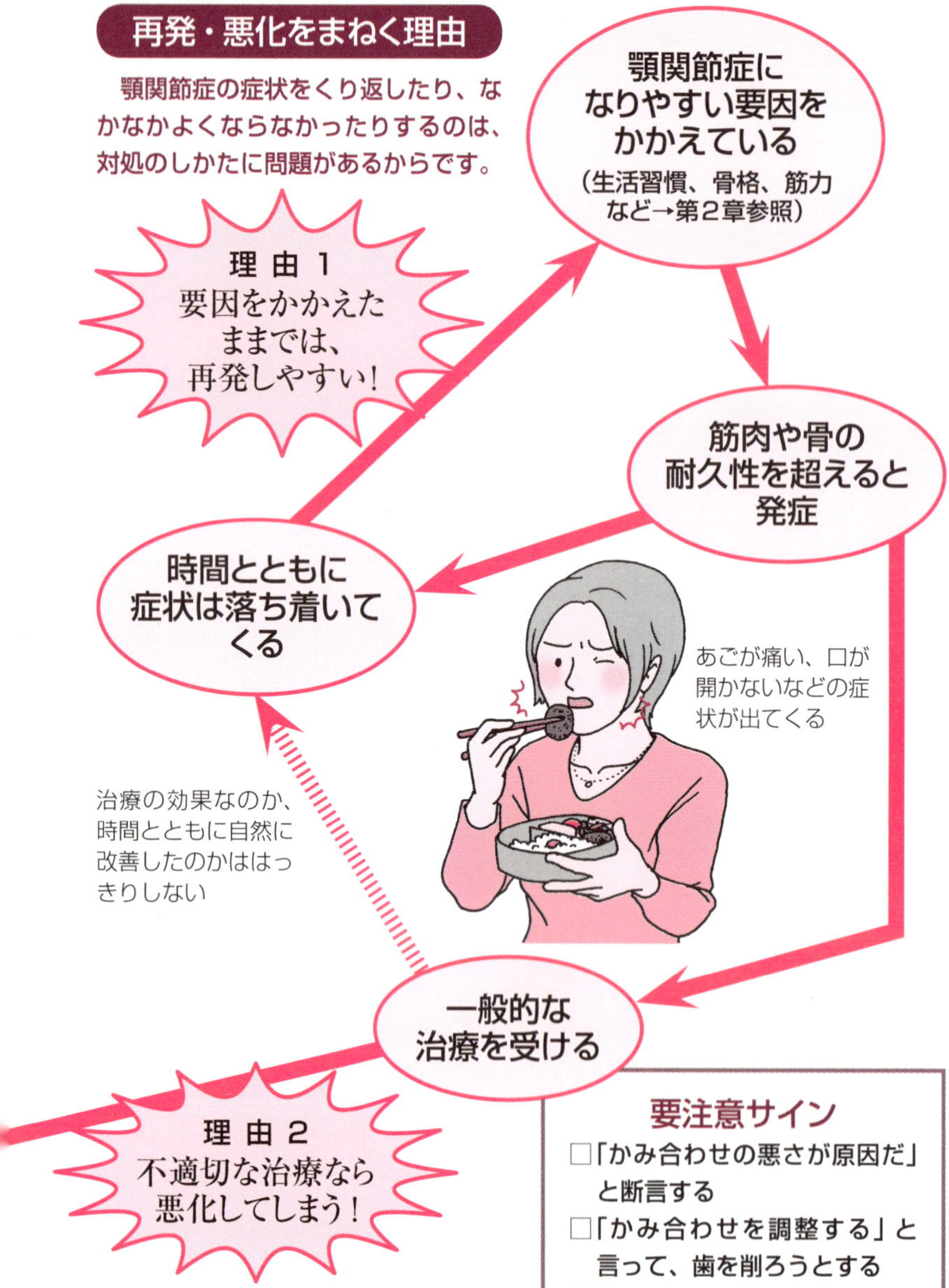

顎関節症に
なりやすい要因を
かかえている
（生活習慣、骨格、筋力
など→第2章参照）
筋肉や骨の
耐久性を超えると
発症
時間とともに
症状は落ち着いて
くる
一般的な
治療を受ける
理由1
要因をかかえた
ままでは、
再発しやすい！
理由2
不適切な治療なら
悪化してしまう！
あごが痛い、口が
開かないなどの症
状が出てくる
治療の効果なのか、
時間とともに自然に
改善したのかははっ
きりしない

要注意サイン

- □「かみ合わせの悪さが原因だ」と断言する
- □「かみ合わせを調整する」と言って、歯を削ろうとする
- □「このままではたいへんなことになる」などと脅すような言葉で、高額な治療をすすめる

歯科でおこなわれる一般的な治療

顎関節症の一般的な治療法として、医療保険で認められているのは次の３つの方法です。

○ 薬物療法

痛みが強いときには鎮痛薬を使い、つらい時期を乗り切る助けとします（→90ページ）。

△ マウスピースを用いたスプリント療法

口にはめるマウスピース（スプリント）をつくって装着する方法。使い方に注意が必要です（→20ページ）。

× 歯を削るかみ合わせの調整

顎関節症を治すためには不必要な治療法。「かみ合わせをよくするために、歯を少し削るとよい」といわれても、すぐに削ってもらうのは危険。別の歯科医師にも意見を聞いてみよう（→22ページ）。

まれにおこなわれる専門的な治療

- ずれた関節円板をもとに戻す方法（→92ページ）
- 全身麻酔下で手術する方法（→93ページ）

「自然に治る」はずが長い間、苦しむ人も

顎関節症の症状は、急に出てきたときがいちばんひどく、時間の経過とともにだんだんよくなっていくのがふつうです。

しかし、いったんはおさまっても、いずれまた強い症状が現れるといったように、再発をくり返す人もいます。また、治療を受けているのにすっきりせず、歯科通いが続いているという人もいます。

不適切な対応の結果、「ありふれた病気」であるはずの顎関節症が、深刻な悩みの種になっている例が少なくないのです。

「治療」の結果、別の問題が生じて苦しむことも

なぜ治らない？②

マウスピース（スプリント）を使いすぎている

口にはめるマウスピース（スプリント）をつくり、装着するスプリント療法は、顎関節症の治療法として一般的なもの。しかし、使い方を誤ると症状をこじらせることがあります。

よくある誤解

顎関節症の症状を訴えて歯科医院に行くと、口にはめるマウスピースをつくり、装着しておくようにすすめられるのが一般的です。

保険適用も認められた治療法ですが、これで顎関節症が治せるわけではありません。

✕ マウスピースを使っていれば治る

マウスピースは、本来、安静を保つために一時的に使用するもの。安静の結果、症状がやわらぐだけで、顎関節症になりやすい状態そのものを治すことはできません。

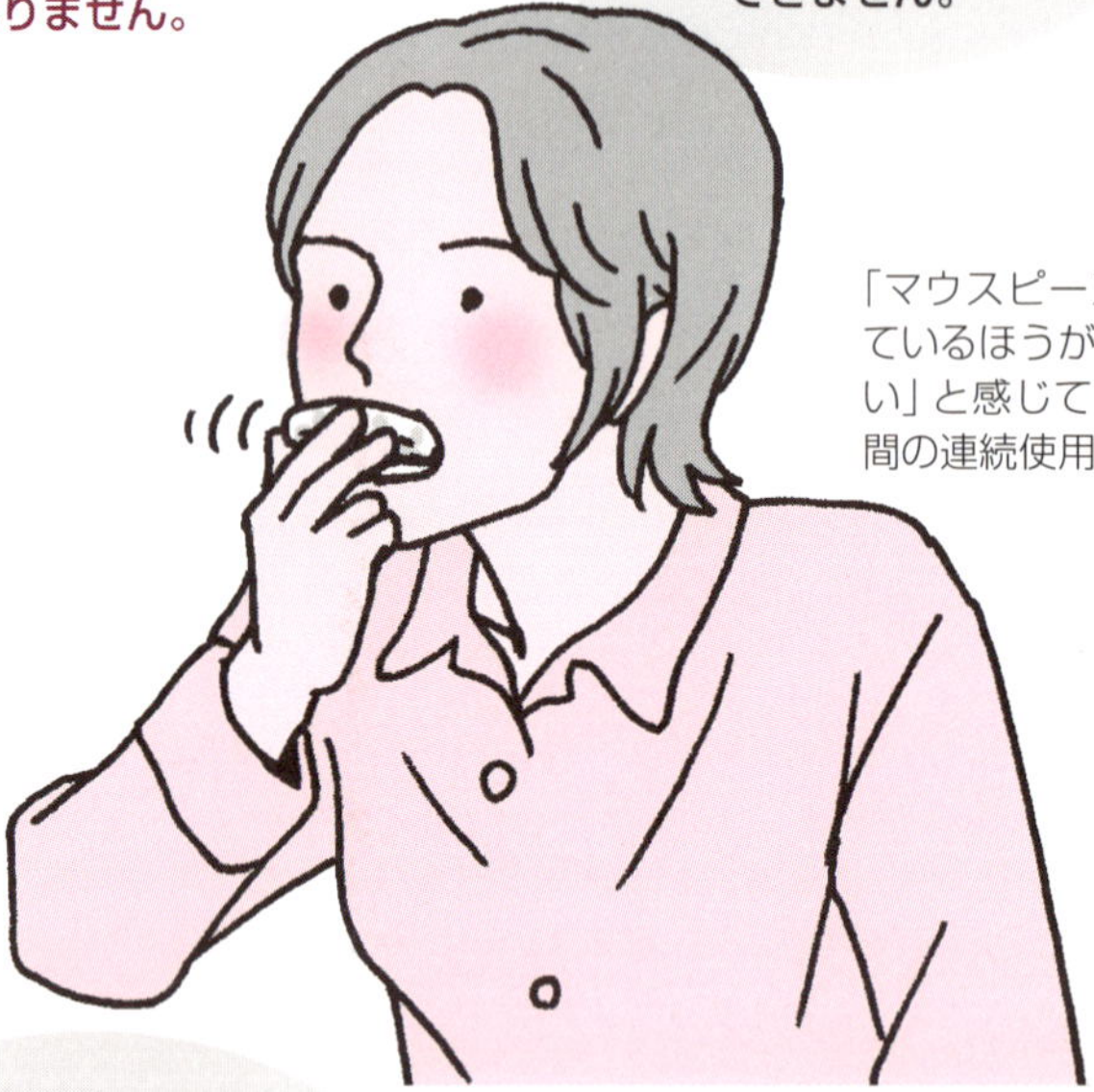

「マウスピースを使っているほうが調子がよい」と感じても、24時間の連続使用は厳禁

✕ 食事のときもつけたままのほうがよい

マウスピースは、寝ているときだけ使うのが原則です。「つねにつけているほうがよい」などといわれ、日中も使う場合でも、少なくとも食事中は必ずはずすようにします。

✕ 高額なものほど治療効果が高い

歯科医によっては、マウスピースに「グレード」を設け、より高額なものをつくるようにすすめることもあるようですが、これはまったくおすすめできません。

起こるかもしれないこと

マウスピースは、症状をやわらげるためのもの。使いすぎると、取り返しがつかない事態になる危険性もあります。

歯並びが変わってしまう

長い間、つけっぱなしにしていると、歯並びが変わってしまい、マウスピースなしにはものをかめないようになってしまいます。

矯正しようとしても、もとに戻せないこともあります。

「隠れ顎関節症」になる

スプリント療法で症状が落ち着いても、それだけでは完治しません。

ふだんの生活で困ることはなくなっても、歯科治療を受けるときのように、長時間、口を大きく開けた状態を続けると、痛みが出たり、下あごがブルブルふるえたりするような「隠れ顎関節症」の状態になりがちです。

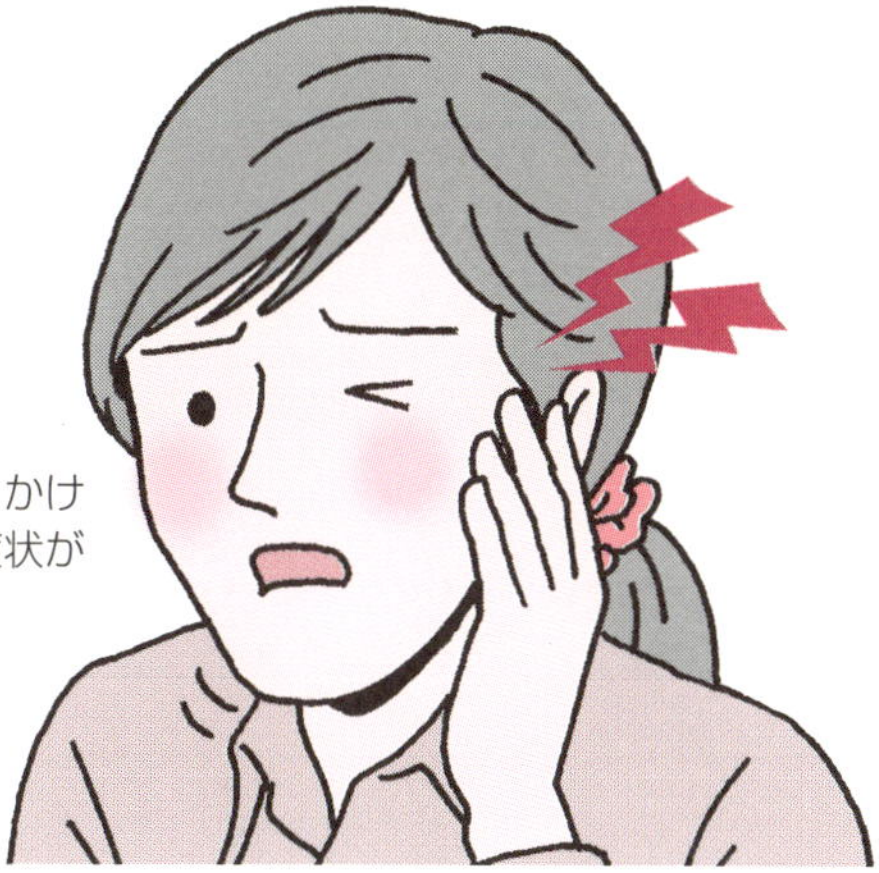

ちょっとしたきっかけで、顎関節症の症状が再発してしまう

▼マウスピースを装着した状態

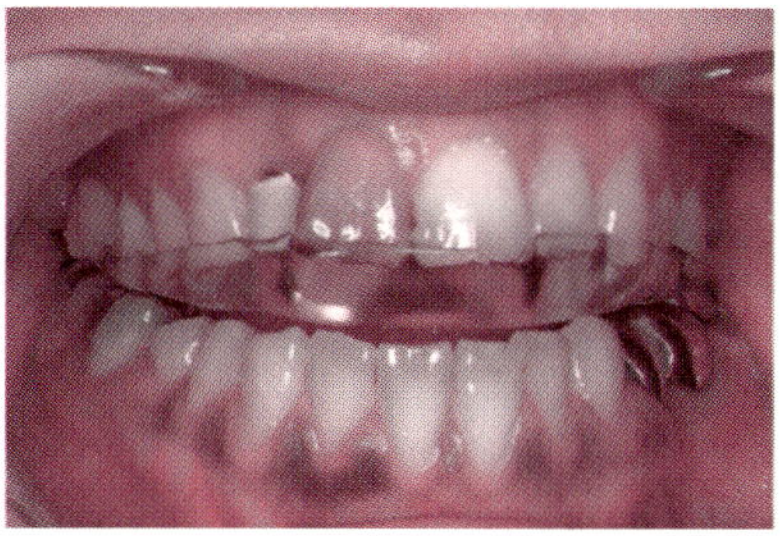

▼はずすと、上下の前歯がかみ合わない

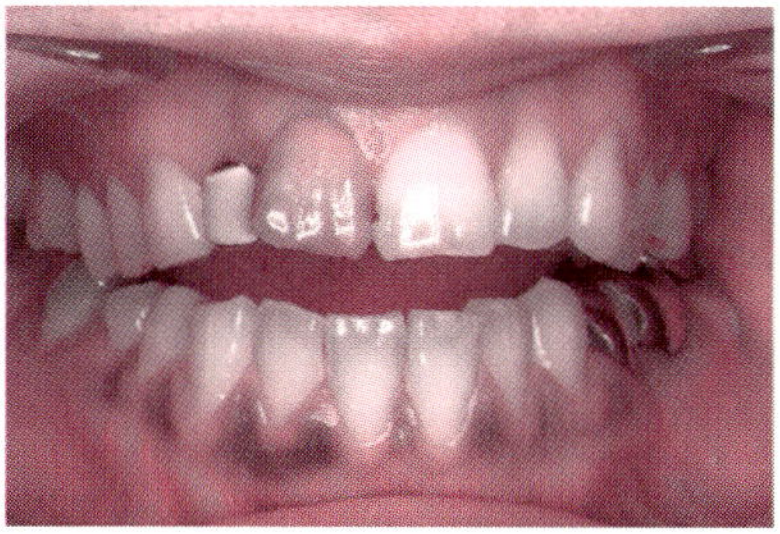

10年以上、日常的にマウスピースを使っていた患者さんの口の中。装着した状態に適した歯並びに変化し、はずすと、ものがかめない状態になってしまった

いくら使っても根治につながらない

「マウスピースを使っていればかみ合わせがよくなって、顎関節症が治る」という理解には、二つの誤解があります。

一つは、マウスピースはかみ合わせ調整のために用いるものではないこと、もう一つは、かみ合わせがよくなったからといって、顎関節症が治るわけではないということです。

顎関節症の治療に果たすマウスピースの役割は限定的なもの。根本的な治療法ではありません。

なぜ治らない？③

かみ合わせ調整が悪循環のきっかけに

長い間「顎関節症は、かみ合わせの悪さが原因」と考えられてきましたが、そうではありません。かみ合わせを直しても顎関節症は治らない。それが新たにわかってきた真実です。

かみ合わせが悪いから顎関節症になる

顎関節症は、さまざまな要因の重なりによって発症するもの。かみ合わせの悪さだけで起きるわけではありません（→32ページ）。

かみ合わせの悪さは万病のもと

肩こり、頭痛、果ては腰痛など、全身に影響するような説も聞かれますが、本来、歯をかみ合わせる時間は１日20分未満（→40ページ）。かみ合わせが悪くても、全身に悪影響を与えるおそれはありません。

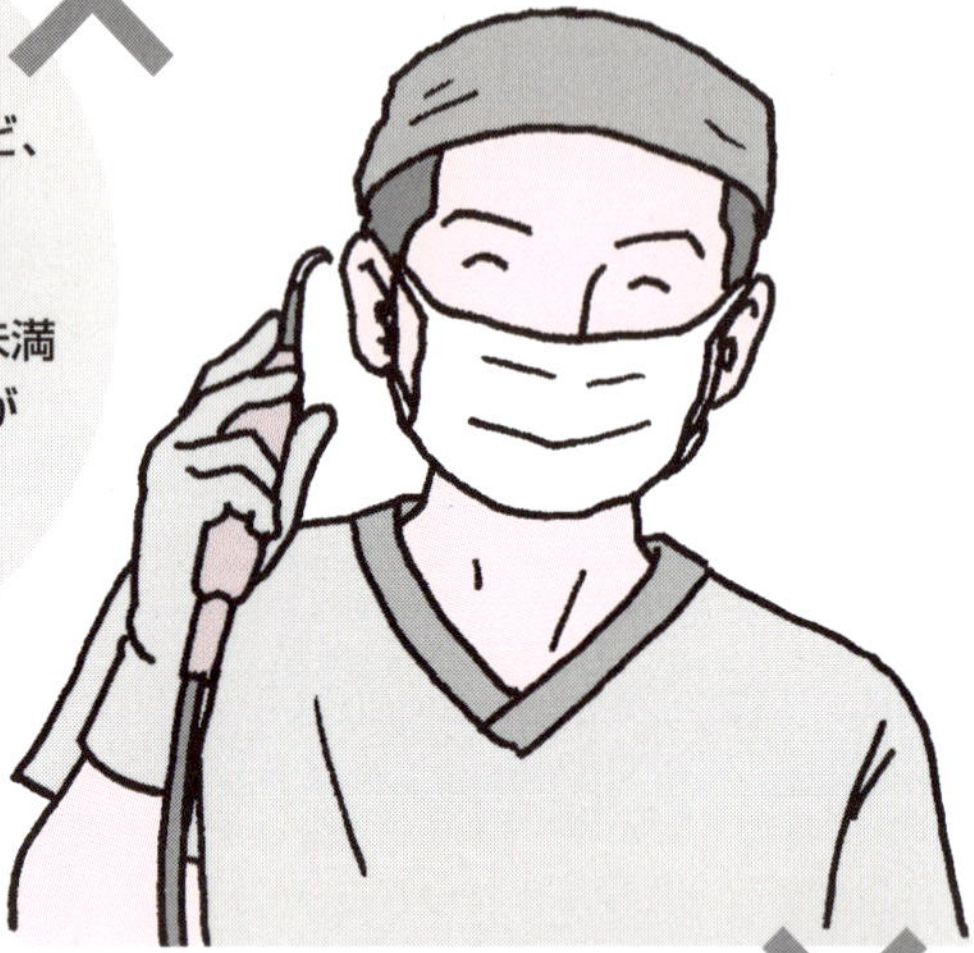

一度削ってしまった歯は、もとには戻せない。取り返しがつかない治療法は極力さけるべき

歯を少し削るだけで万事解決する

痛みがあるときには、かみ合わせが通常とは違っている可能性があります。その状態で、かみ合わせを調整しても無意味です。

よくある誤解

かみ合わせの調整は、顎関節症の治療方法として保険適用も認められているもの。しかし、症状があるときに削っても、よいことはなにもありません。

「かみ合わせ説」は過去のもの

顎関節症とかみ合わせの関係が唱えられ始めたのは一九三〇年代のこと。かみ合わせを正す間に顎関節症の症状がおさまる例もあったことから、「かみ合わせの悪さは、あごの関節や関節を支える筋

かみ合わせの違和感は強まる一方に

かみ合わせ調整のために「歯を削る」「抜く」といわれたら要注意。あごの症状に加え、かみ合わせの違和感に悩まされる悪循環が始まってしまうおそれがあります。

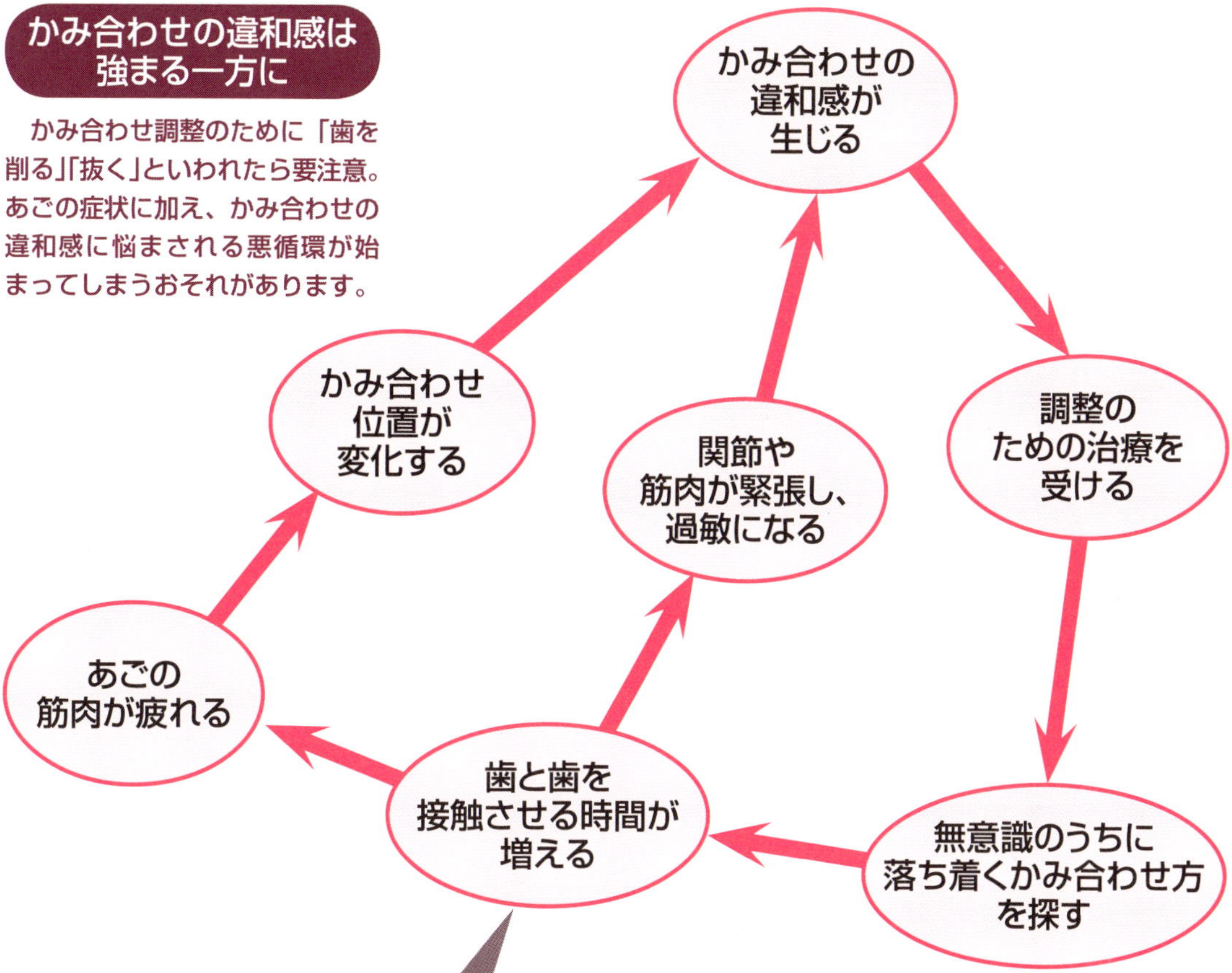
かみ合わせの違和感が生じる
調整のための治療を受ける
無意識のうちに落ち着くかみ合わせ方を探す
歯と歯を接触させる時間が増える
あごの筋肉が疲れる
かみ合わせ位置が変化する
関節や筋肉が緊張し、過敏になる

この習慣が顎関節症を悪化させる

上下の歯を接触させる習慣（TCH）こそが、顎関節症をまねく最大の要因になっていることがわかってきています。詳しくは第２章で！

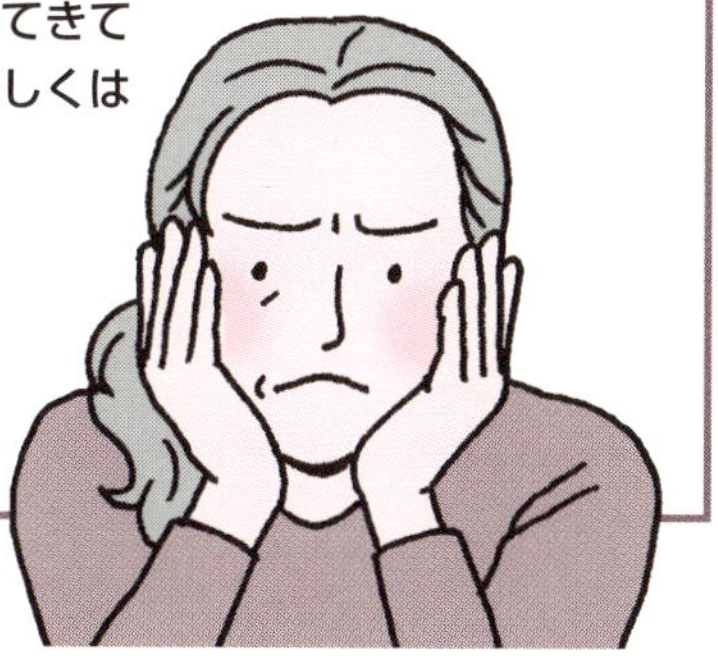

肉に負担をかけ、顎関節症をまねく」という説が広まっていったのです。

しかし、かみ合わせを調整しても症状がとれない人もいれば、かみ合わせが悪くても、まったく症状が出ない人もいます。

現在では、かみ合わせの悪さが顎関節症の唯一の原因と考える専門医はいません。むしろ、症状があるときには、かみ合わせをいじらないほうがよいというのが最新の常識になってきています。

COLUMN

「あごがはずれる」のは顎関節症ではない!?

顎関節症とは別のもの

口が開かなくなる症状とは逆に、口を開けた状態のまま、閉じることができなくなってしまうことがあります。

「あごがはずれた」などといわれますが、医学用語では「顎関節脱《がくかんせつだつ》臼《きゅう》」といいます。口を開くときには下あごの骨の先端（下顎頭）が前に滑り出しますが、これが前方に行きすぎると、頭蓋骨の出っ張りや関節円板がじゃまになり、戻そうとしてもなかなか戻らなくなってしまうのです（あごのしくみは26ページ参照）。

急に口を大きく開けるのは危険

顎関節脱臼と顎関節症とは違うものですが、まったく関係がないわけでもありません。関節円板の位置がずれている状態で、急に口を大きく開けたり、大きく開けたままの状態を続けたりすることで、脱臼が起きやすくなります。

顎関節症も顎関節脱臼も、あごに負担をかけすぎないことが予防の鍵になります。

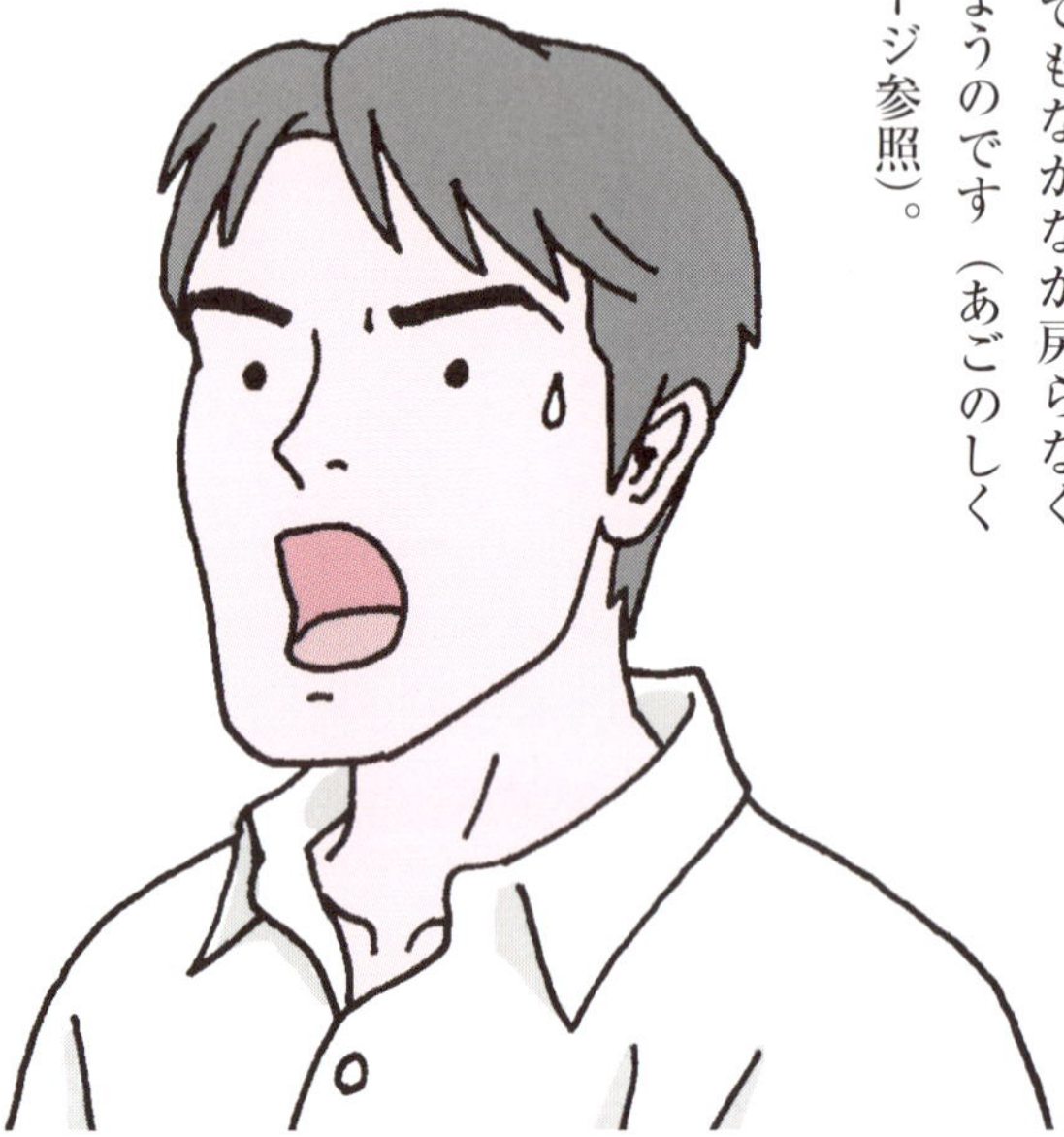

急に口を大きく開けないようにしよう

2

最大の要因はTCH —歯の接触グセ—

「口を閉じているときには、上下の歯と歯がしっかりかみ合っているのが当たり前」と思っている人は要注意。
つねに上下の歯が接触している状態が続くのは、決して自然なことではありません。
近年、TCHと名づけられたそのクセは、
顎関節症を引き起こす最大の原因になることがわかってきています。

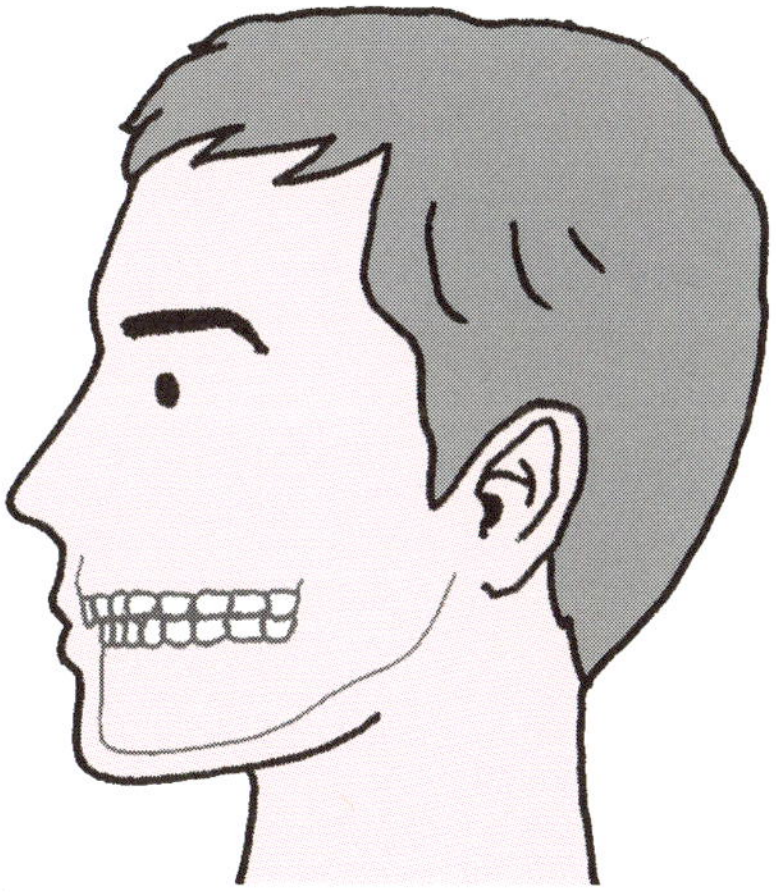

顎関節のしくみ

あごのつくりとしくみを知っておこう

口は、縦方向に開くだけでなく、左右に揺らすこともできます。こうした複雑な動きは、頭の骨と下あごの骨がかみ合った顎関節がつくり出すものです。

下あごの骨がずれて口が開く

下あごの骨の先端（下顎頭《かがくとう》）が、頭蓋骨の下側にある下顎窩《かがくか》というくぼみのなかで回転したり、くぼみから前方に滑り出すことで、口を開けたり閉じたりすることができます。

▼顎関節の外側

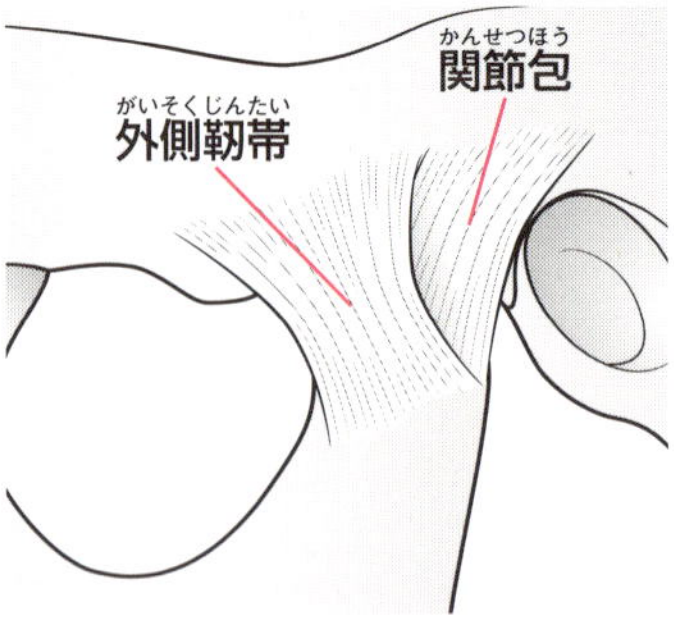
外側靭帯《がいそくじんたい》
関節包《かんせつほう》

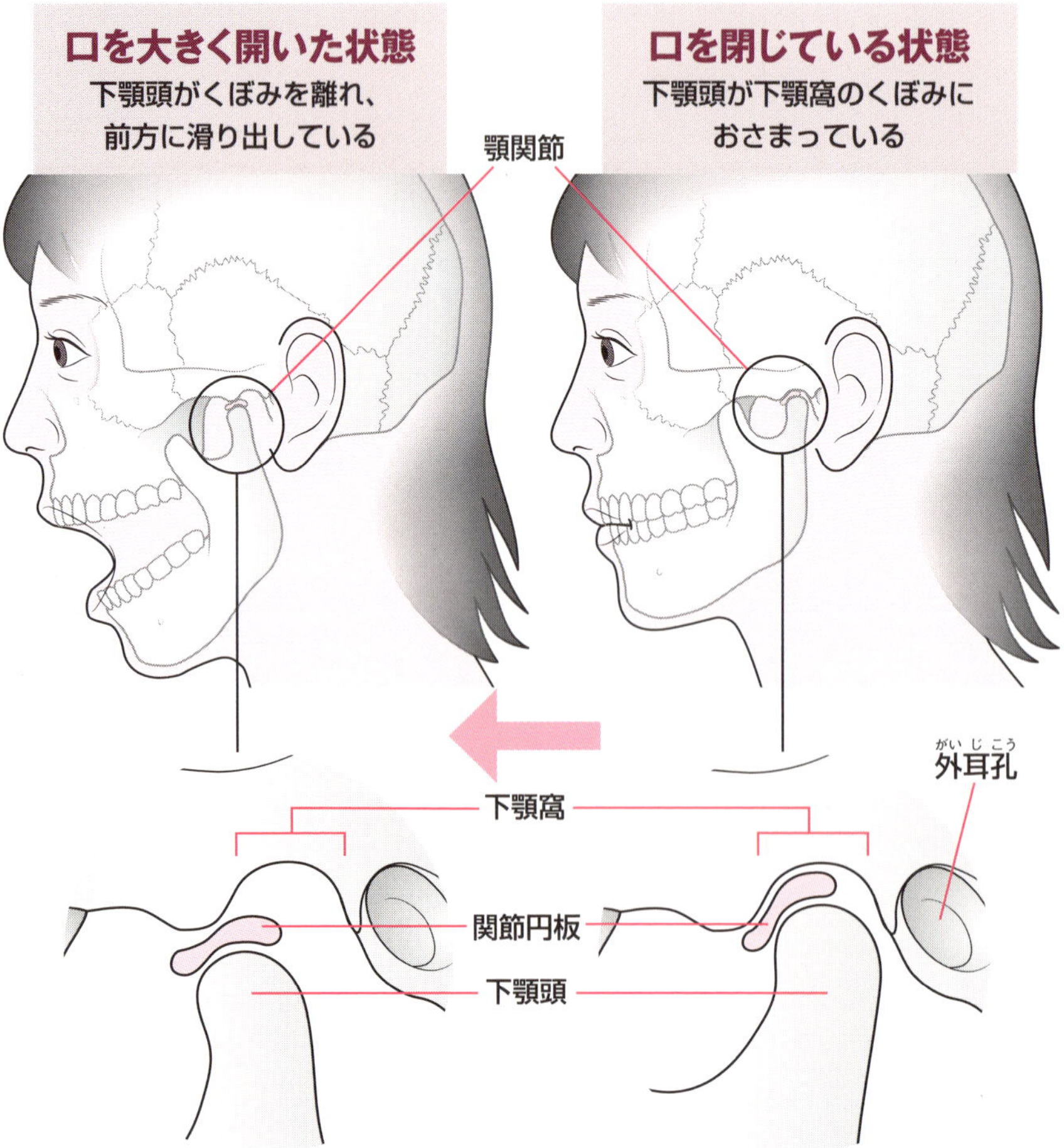
口を大きく開いた状態
下顎頭がくぼみを離れ、
前方に滑り出している
口を閉じている状態
下顎頭が下顎窩のくぼみに
おさまっている
顎関節
外耳孔《がいじこう》
下顎窩
関節円板
下顎頭

複数の筋肉がかむ動きをつくりだす

あごを動かすときに働く筋肉はさまざまですが、口を閉じるときに働く閉口筋《へいこうきん》（咀嚼筋《そしゃくきん》）と、口を開くときに働く開口筋《かいこうきん》に大別されます。

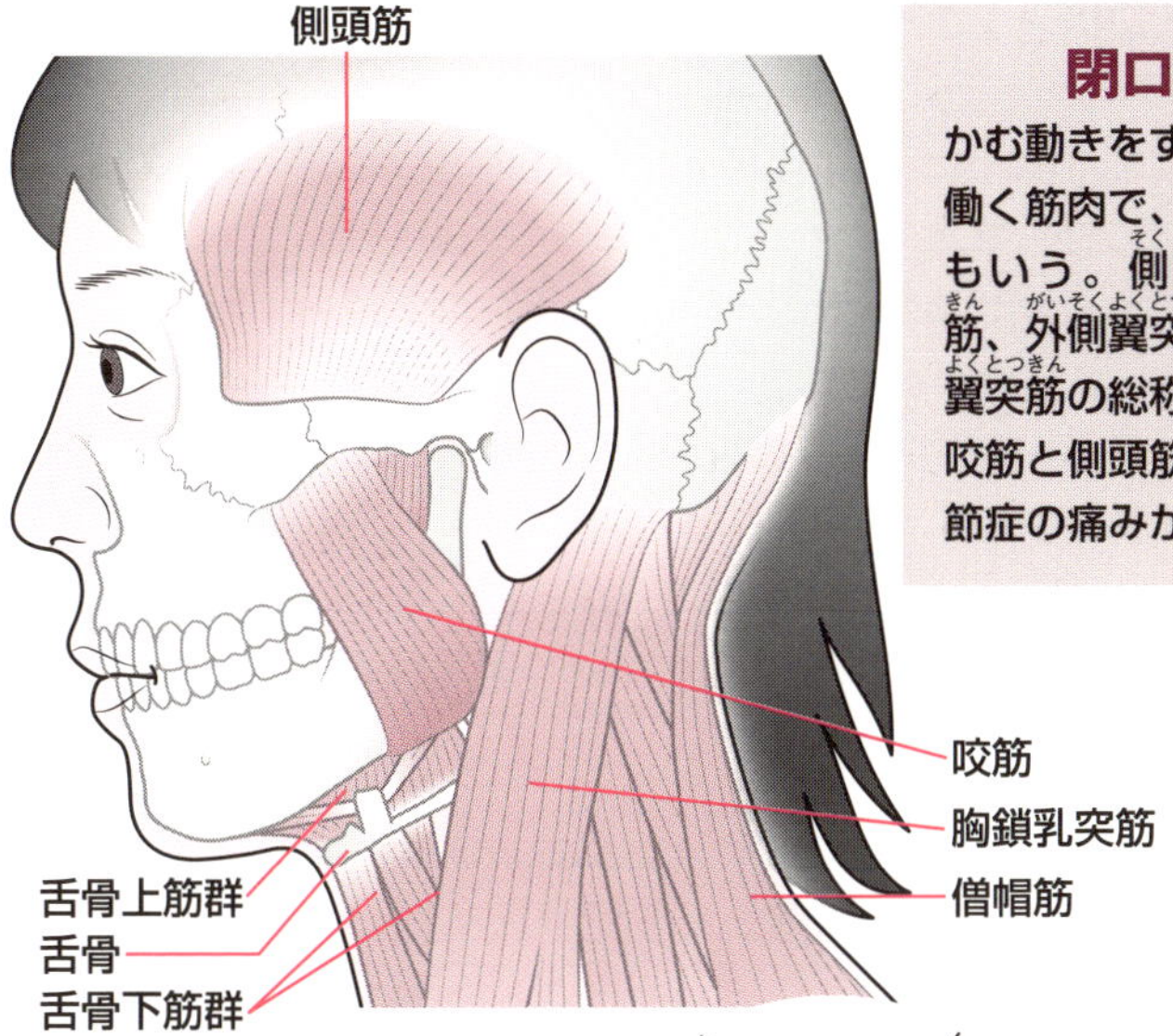
側頭筋
咬筋
胸鎖乳突筋
僧帽筋
舌骨上筋群
舌骨
舌骨下筋群

閉口筋

かむ動きをするときに働く筋肉で、咀嚼筋ともいう。側頭筋《そくとうきん》、咬《こう》筋《きん》、外側翼突筋《がいそくよくとつきん》、内側《ないそく》翼突筋《よくとつきん》の総称。とくに咬筋と側頭筋は、顎関節症の痛みが出やすい

開口筋

あごの下にあり、口を開くときに働く筋肉群。舌骨と下顎骨を連結する筋肉を舌骨上筋《ぜつこつじょうきん》群《ぐん》、舌骨を支える筋肉を舌骨《ぜっこつ》下《か》筋群《きんぐん》という

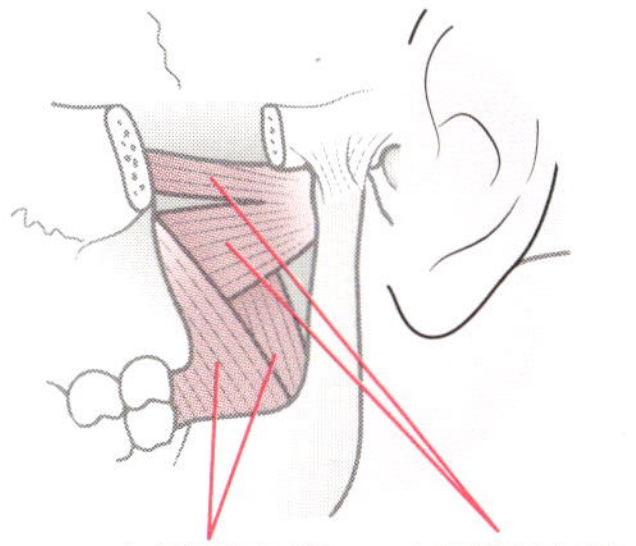
内側翼突筋
外側翼突筋

回転も移動もできる顎関節

顎関節は複雑な動きをする関節です。顎関節に両手の人差し指を当てながら口を小さく開閉させると、下顎頭が下顎窩のなかを回転するのが指先で感じられるでしょう。さらに大きく口を開くと、下顎頭が前のほうに滑り出すのが感じられるはずです。

こうした一連の動きをつくりだす顎関節や、それを支える筋肉になんらかの問題が生じると、顎関節症の症状が現れます。

関節円板が下顎頭を覆っている

関節円板は、骨と骨とのこすれ合いを防ぐ弾力性に富んだ組織。上からみると丸い形をしています。

▼顎関節の断面

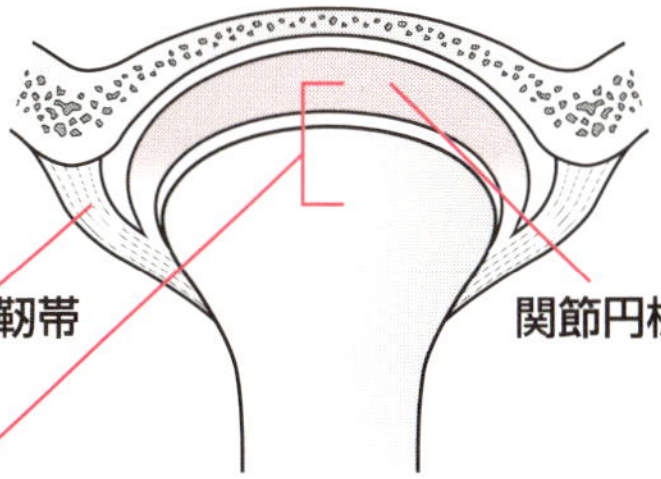
外側靭帯
関節円板

下顎頭の外側と内側は靭帯で強く結ばれているが、前後の連結はゆるやかなため、下顎頭は前方に滑り出すことができる

▼横からみたところ

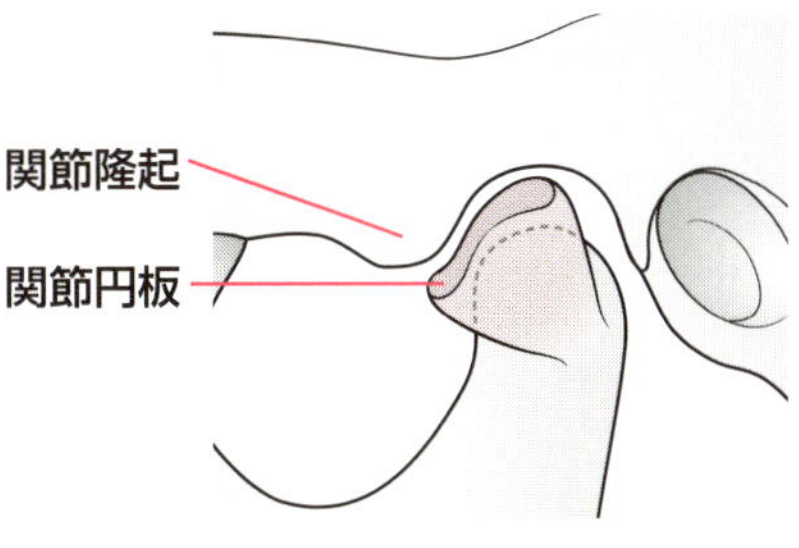
関節隆起
関節円板

似た症状を示すほかの病気と区別する

あごが痛い、開かないといった症状があっても、必ずしも顎関節症とはかぎりません。診断のためには似た症状を示す別の病気ではないか確認することが必要です。

診断の進め方

顎関節症にみられる症状は、ほかの病気で起こることもあります。顎関節症以外の原因で起きている症状なら対応法も異なります。

症状がある

- 口を大きく開けられない
- 口を開けようとすると痛い
- 口の開け閉めで音がする

以上のうち、1つ以上の症状がみられる

↓

顎関節症の症状に似た病気を除外する

↓

顎関節症と診断する

↓

顎関節症のタイプを特定する

(→30ページ)

▼顎関節症の診断基準

(日本顎関節学会 1998)

顎関節や咀嚼筋等の疼痛《とうつう》、関節(雑)音、開口障害ないし顎運動異常を主要症候とし、類似の症候を呈する疾患(左ページ参照)を除外したもの

- 主要症状が1つ以上あることが診断の前提。あごの動きのゆがみや、筋肉の圧痛は、主要症状には含まれない
- 「咀嚼筋等」には、咬筋、側頭筋、内・外側翼突筋のほか、顎二腹筋《がくにふくきん》と胸鎖乳突筋が含まれる
- 画像検査で骨の変形などがみられても、主要症候がなければ顎関節症として扱われない

「消去法」で診断される

「あごが痛い」「口が開かない」などというあごの不調の訴えの多くは、顎関節症によるものです。

しかし、顎関節症かどうかは、検査の画像や数値で決められるわけではありません。診断は「消去法」で進められます。「症状のも

ほかの病気との区別が必要

似たような症状を示す病気は、顎関節症のほかにもいろいろあります。歯や歯を支える組織の炎症を、「あごの痛み」と感じている場合もあります。

▼似た症状を示す病気

顎関節症以外の顎関節の疾患は、比較的まれ。9割以上は顎関節症といわれる

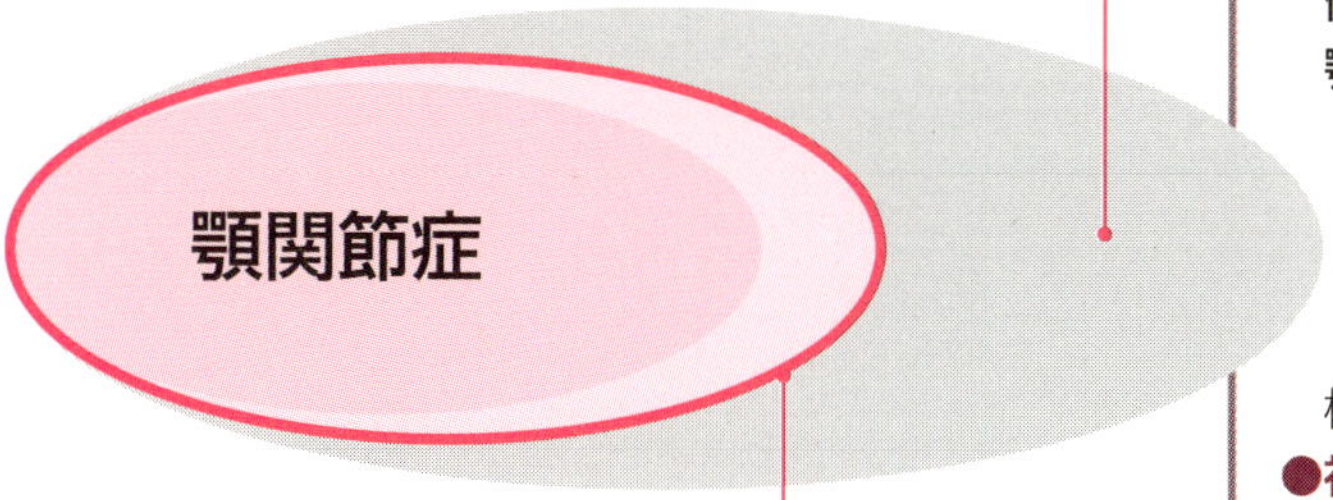

▼顎関節疾患

- **発育異常**：下顎頭の形が通常とは異なっている
- **外傷**：顎関節脱臼→24ページ、骨折、捻挫《ねんざ》
- **炎症**：化膿性顎関節炎、関節リウマチおよび関連疾患、外傷性顎関節炎
- **退行性関節疾患あるいは変形性関節症**：長年の「使いすぎ」で起きる骨の変形など
- **腫瘍および腫瘍類似疾患**：骨腫など
- **全身性疾患に関連した顎関節異常**：痛風など
- **顎関節強直症**：外傷や炎症などの結果、骨が癒着《ゆちゃく》したり靭帯がかたくなったりして、あごの動きが悪くなった状態
- **顎関節症**

▼顎関節疾患以外の病気

- **頭蓋内疾患**：腫瘍《しゅよう》、動脈瘤《どうみゃくりゅう》、膿瘍《のうよう》、出血、血腫《けつしゅ》、浮腫《ふしゅ》
- **隣接器官の疾患**
  - **歯および歯周疾患**：歯髄炎《しずいえん》、歯周炎《ししゅうえん》、智《ち》歯周囲炎《ししゅういえん》（親知らずのまわりの炎症）
  - **咀嚼筋の疾患**：腫瘍、瘢痕拘縮《はんこんこうしゅく》
  - **耳疾患**：腫瘍、外耳炎、中耳炎など
  - **鼻・副鼻腔の疾患**：腫瘍、上顎洞炎《じょうがくどうえん》
  - **咽頭の疾患**：腫瘍、術後瘢痕《じゅつごはんこん》など
  - **側頭骨の疾患**：腫瘍、骨炎
  - **顎骨の疾患**：腫瘍、骨炎など
  - **その他の疾患**：慢性顔面痛症候群など
- **筋・骨格系の疾患**：筋ジストロフィーなど
- **心臓・血管系の疾患**：狭心症、心筋梗塞、側頭動脈炎など
- **神経疾患**：三叉神経痛など
- **頭痛**：片頭痛、緊張型頭痛など
- **精神神経学的疾患**：躁うつ病、不安神経症など

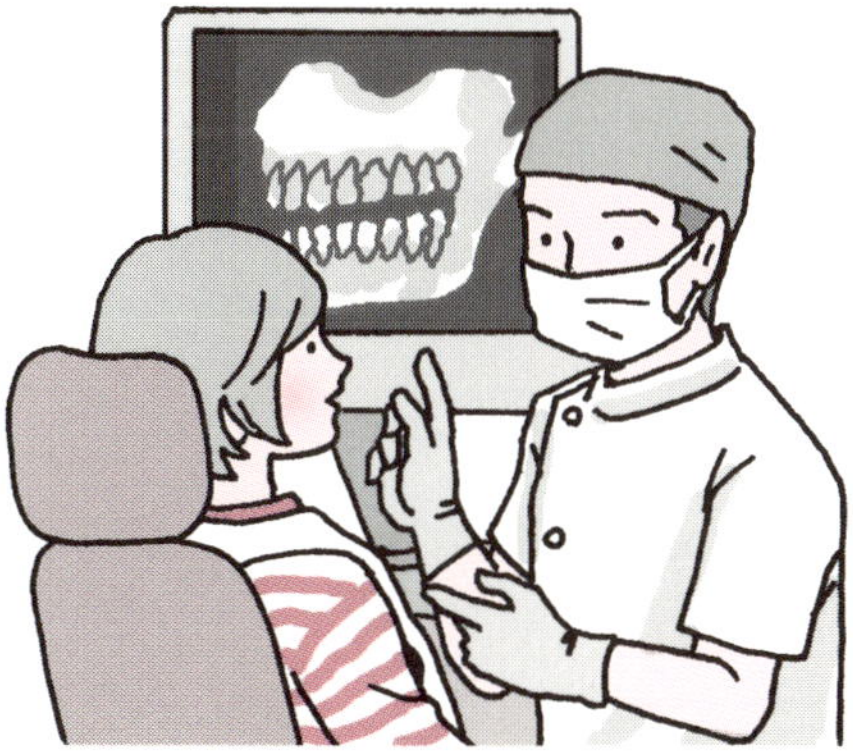
エックス線写真などで、骨に異常がないか調べておくことも必要

とになる原因がほかにはない」ということが確かめられて、はじめて「顎関節症だ」と診断されるのです。

顎関節症には四つのタイプがある

ほかに原因がないことが確かめられたら顎関節症と診断されます。さらに症状を詳細にみていくことで、四つのタイプに分けることが可能です。

顎関節症の4タイプ

顎関節のどこに問題が起きているかで、顎関節症は４つのタイプに分けられます。

▶受診者に占める割合

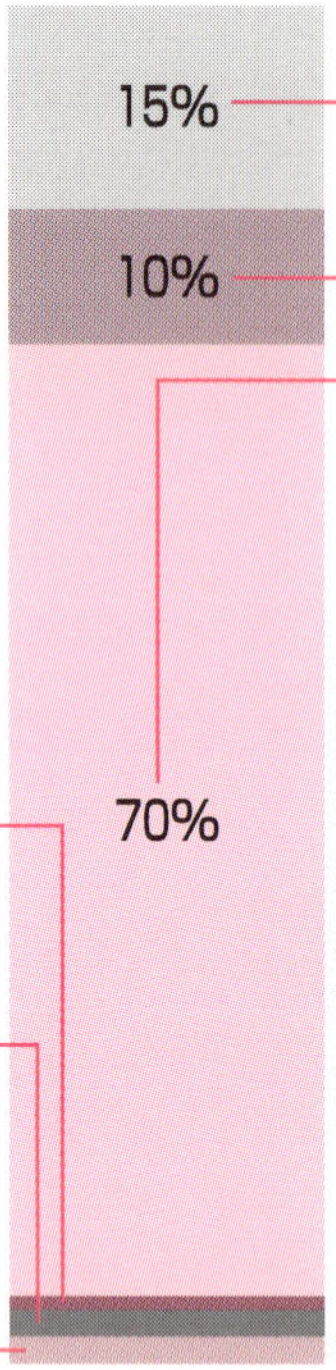

15%
10%
70%
（東京医科歯科大学顎関節治療部の受診者による　２００８年）

咀嚼筋痛障害（Ⅰ型）

筋肉の痛みによるもの

顎関節痛障害（Ⅱ型）

かたいものをかんだり、顔面を打ちつけたりして、顎関節を取り巻く組織が傷ついたことによるもの

顎関節円板障害（Ⅲ型）

関節円板の位置がずれていることで症状が現れるもの。関節音がするだけのタイプ（Ⅲａ）と、ずれた関節円板が下あごの動きを妨げて、口が開かなくなるタイプ（Ⅲｂ）がある

変形性顎関節症（Ⅳ型）

骨の変形によってあごの動きが悪くなったり、痛みが出たりするもの
……１％

その他の顎関節疾患
……２％

顎関節疾患以外の病気
……２％

関節円板は前方にずれることが多い

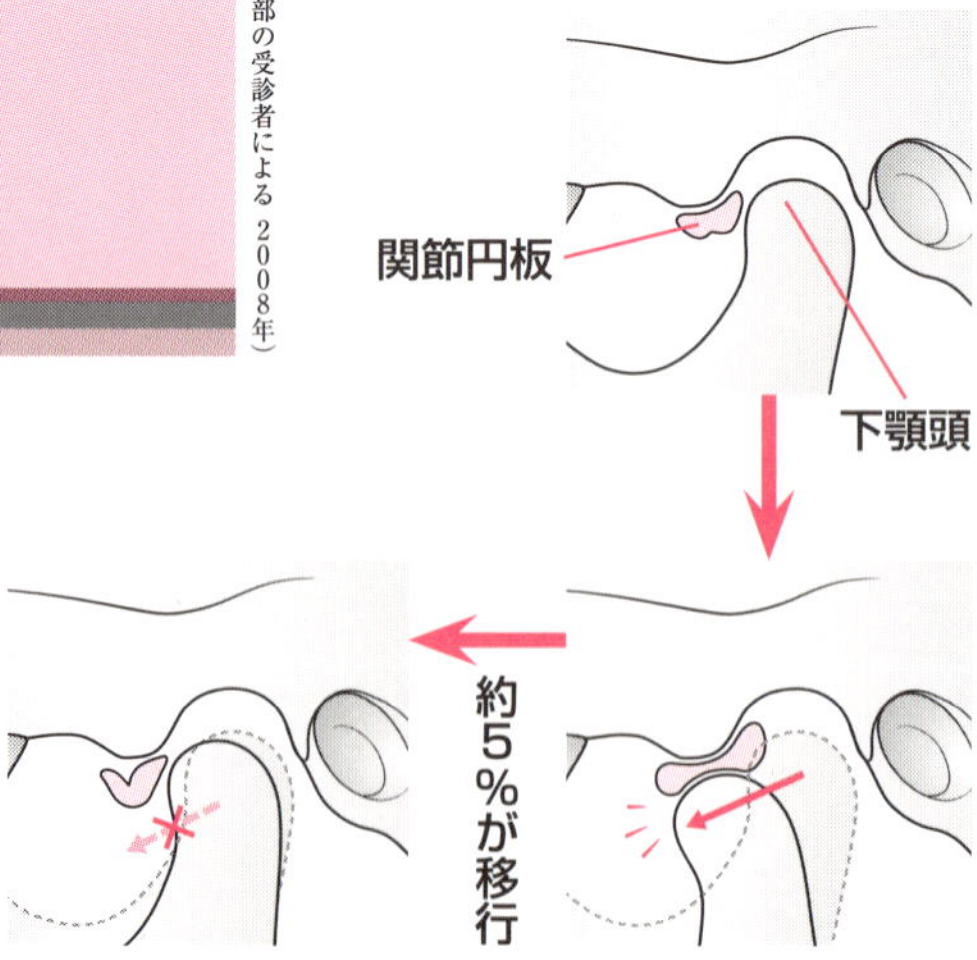

関節円板
下顎頭
約５％が移行

Ⅲa型
ずれた関節円板が下顎頭に乗り上げるときに「カクッ」などという音がする

Ⅲb型
関節円板の変形が強くなると、下顎頭が前に動けなくなる

症状を詳しくみれば問題のありかがわかる

顎関節症のタイプ分類は、「問題のありか」を示すのが主な目的です。タイプが違うからといって、対応が大きく変わるわけでは

診断に必要なこと

顎関節症か、それとも別の原因があるのか。顎関節症だとしたら、どんなタイプかを知るために、歯科医がさまざまな角度からチェックしていきます。

視診

●腫れ、顔の左右にゆがみがないかなどをチェック

口の中のチェック

●炎症がないか、舌や頬の粘膜の様子、かみ合わせの様子をみる

触診

●押して痛みが出るかどうかを調べる（圧痛検査）
●関節雑音を指で感じられるかどうかみる

問診

●症状の詳細（どんな症状がいつから始まったか、思い当たるきっかけ、症状の変化、現在の様子など）
●生活の状況（職場、学校、自宅での様子など）
●就寝時の様子（夜間の歯ぎしりを指摘されたことはないかなど）

受診の際には伝えるべき情報を事前に整理しておこう

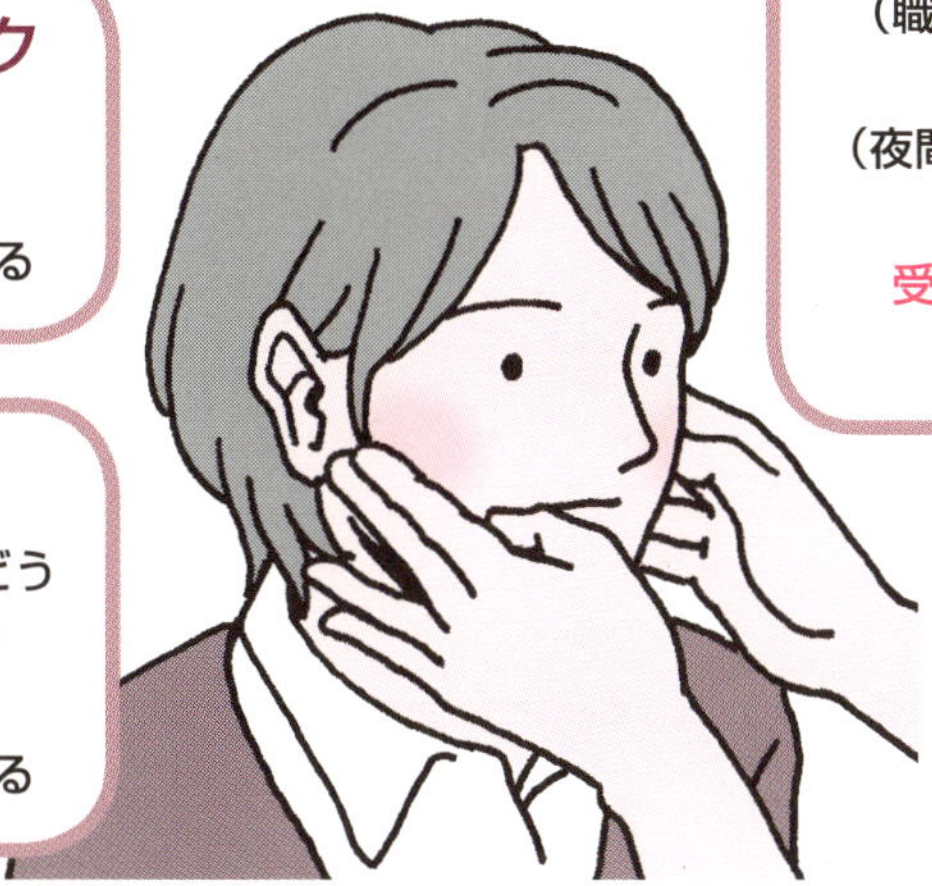

圧痛検査は基本的な触診のひとつ

画像検査

●エックス線写真を撮り、骨の様子を確認する
●関節円板の位置を画像で確認する場合は、MRI検査が必要

あごの動きのチェック

●口を開くときの顎関節の動き方をみる
●どれくらい口を開けられるか確かめる

▼タイプ分けのしかた

（日本顎関節学会作成の「簡易症型診断法」をもとに作成）

- エックス線写真で骨に変化がみられる → YES：**変形性顎関節症（Ⅳ型）**　NO ↓
- 関節音がする、あるいは以前に関節音があり、その後、口の開け閉めがしにくくなった → YES：**顎関節円板障害（Ⅲ型）**　NO ↓
- あごを動かすと咀嚼筋などが痛み、触診でどこが痛むか確認できる → YES：**咀嚼筋痛障害（Ⅰ型）**　NO ↓
- あごを動かすと顎関節が痛み、触診で顎関節部に圧痛がある → YES：**顎関節痛障害（Ⅱ型）**　NO ↓
- ほかの病気の可能性がある

ありません。

　ただ、もっとも多い関節円板の障害のうち、関節音がするだけという場合（Ⅲa型）には、特別な対応はしないのが普通です。

要因の重なりが顎関節症をまねく

顎関節症は、さまざまな要因が重なり、顎関節や筋肉が耐えられる負担を超えたときに発症するもの。かみ合わせの悪さも要因のひとつではありますが、それだけが原因ではありません。

組み合わせは人それぞれ

顎関節症の発症には、さまざまな要因がかかわっています。一つひとつは「原因」といえるほどの強い影響を与えるものではないので、「寄《き》与因子《よいんし》」といわれています。

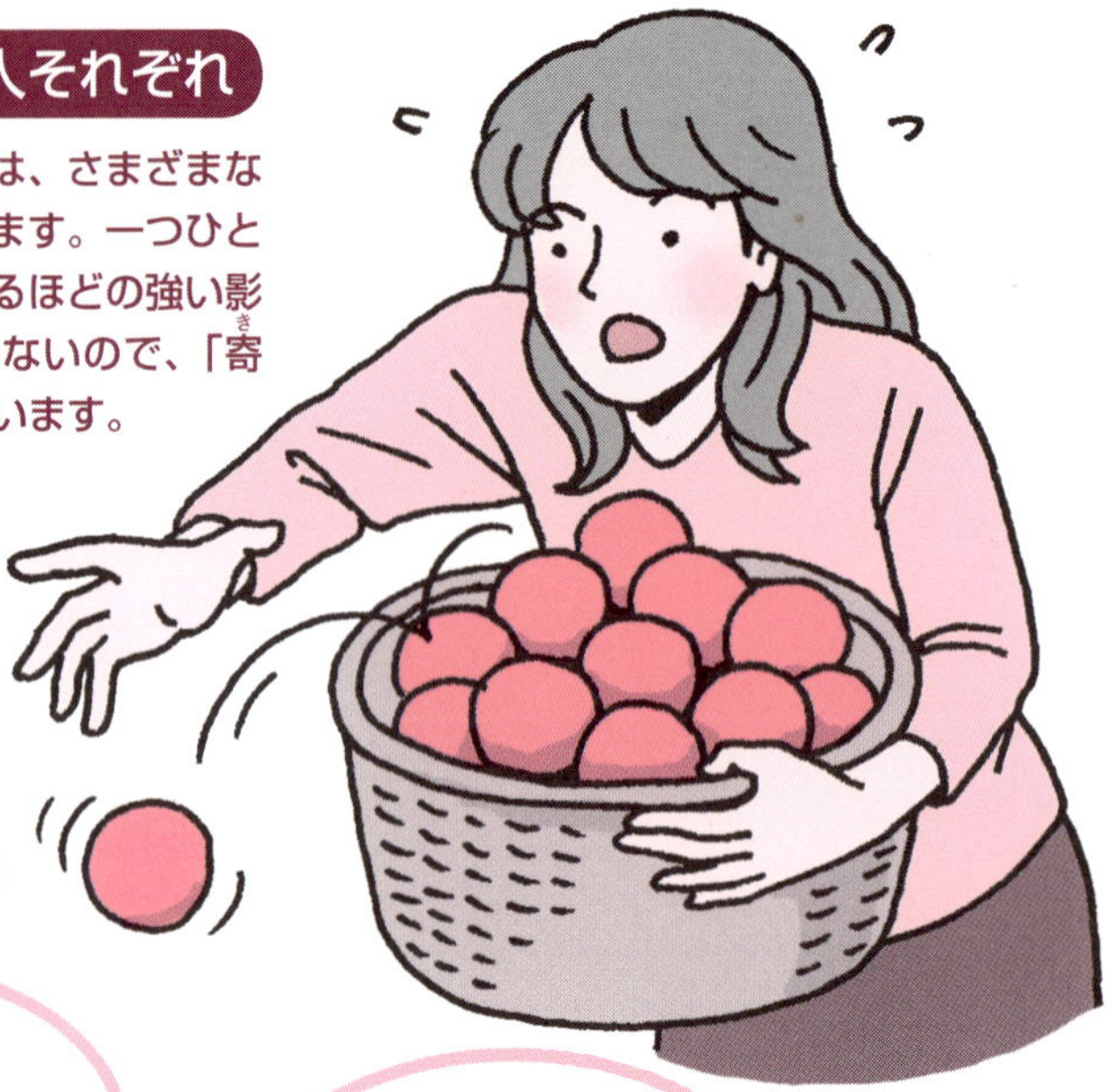

発症は、かかえきれないほど持ちものが増え、こぼれ出したようなもの

けが

精神的なストレス、不安、うつ状態

顎関節やあごのまわりの筋肉の構造的な弱さ

かみ合わせの悪さ

要因の組み合わせは人によって違う

生活面の問題
- 仕事や学業のストレス
- 食習慣
- 睡眠時の歯ぎしりなど
- 趣味

（→詳しくは第４章）

TCH（歯と歯を合わせるクセ）

（→詳しくは34ページ）

要因を減らせば症状は改善する

顎関節症をまねく要因を減らし、自分の耐久力の範囲におさまるようにすれば、症状は改善していきます。

「かみ合わせの悪さ」も要因のひとつなので、顎関節症の治療法として一般的におこなわれているか

▼耐久力を超えると発症する

耐久力とは、関節や筋肉の強さや対応のしかたなどを総合したもの。
同じくらいの要因をかかえていても、耐久力が高い人は発症しない

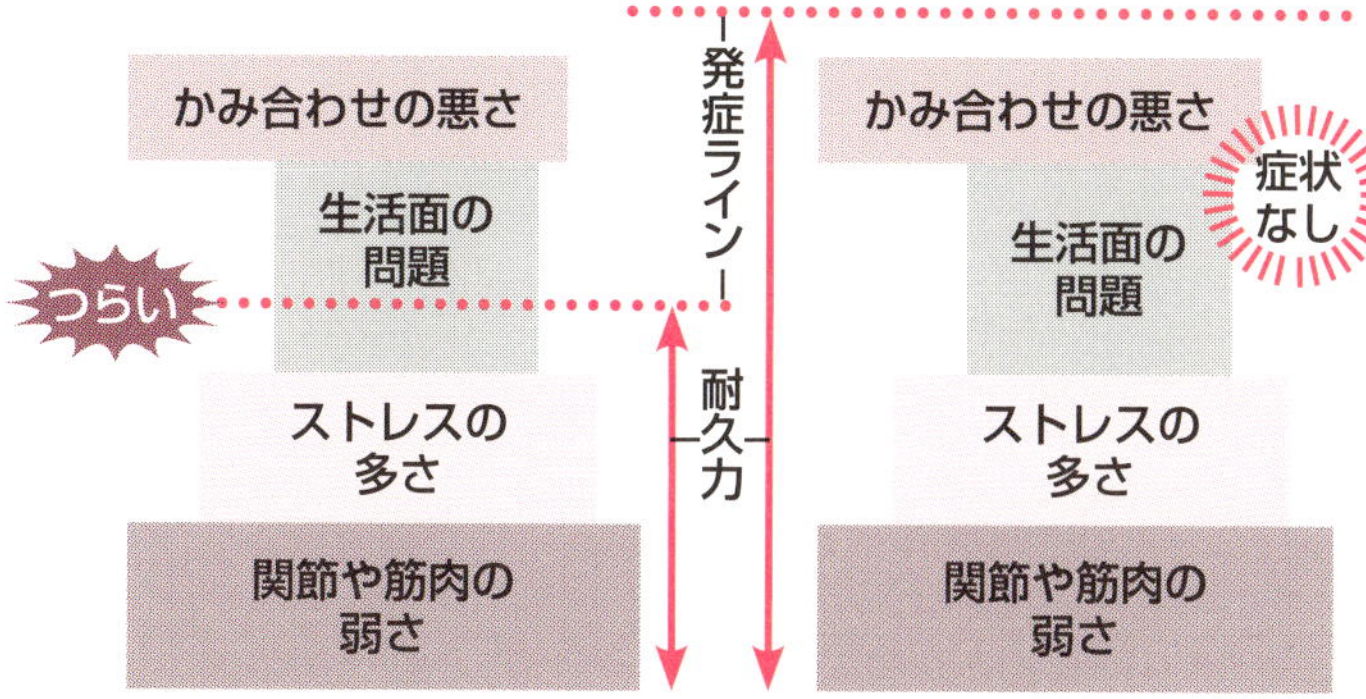

かみ合わせの悪さ
生活面の問題
ストレスの多さ
関節や筋肉の弱さ
つらい
発症ライン
耐久力
かみ合わせの悪さ
症状なし
生活面の問題
ストレスの多さ
関節や筋肉の弱さ

「積み荷」を減らせば改善する

一つひとつの要因は、積み荷のようなもの。要因を減らせば、関節や筋肉が負担なく働けるようになり、症状は改善していきます。

▼発症した場合の要因は人それぞれ

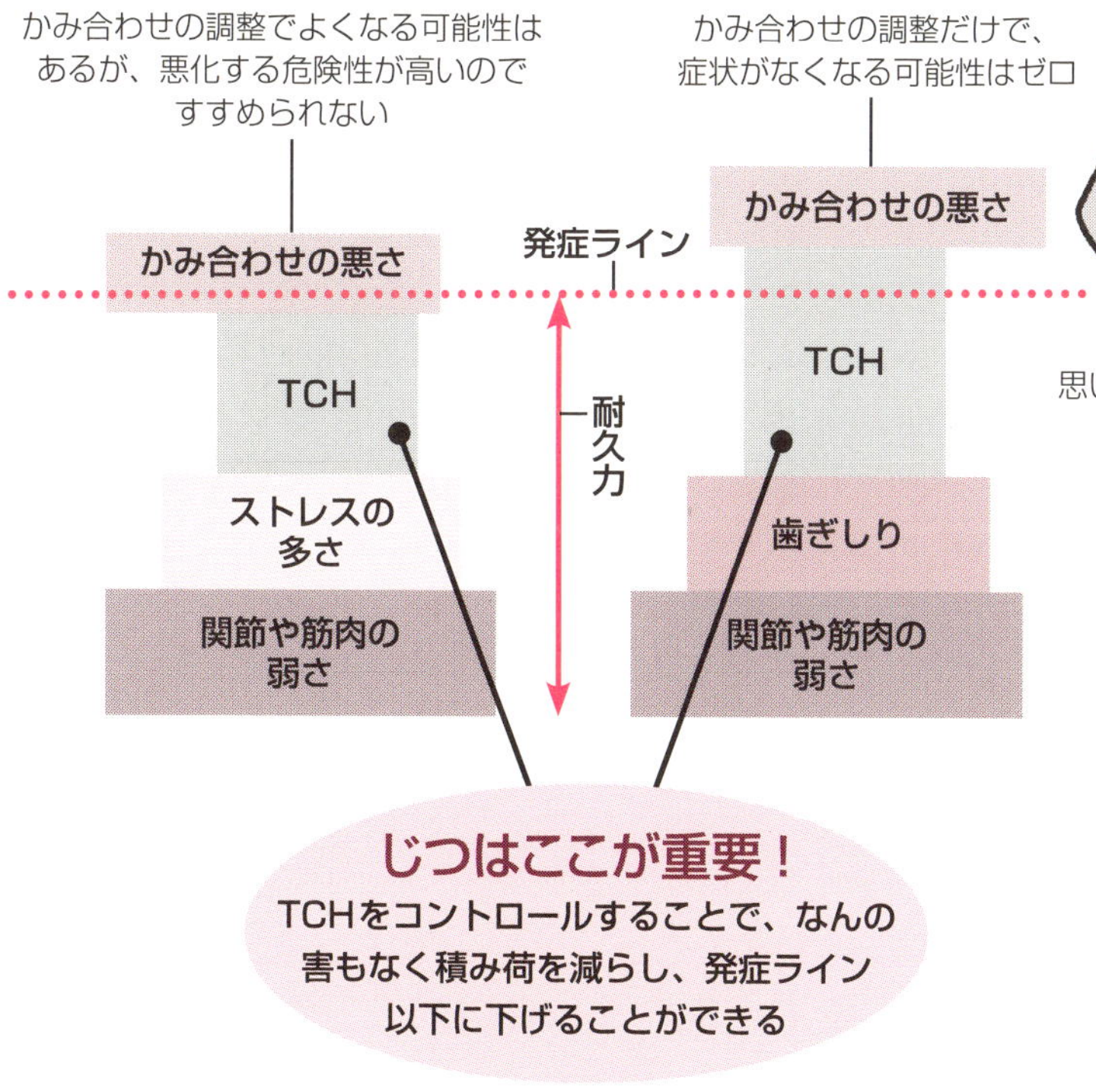

かみ合わせの調整でよくなる可能性はあるが、悪化する危険性が高いのですすめられない
かみ合わせの調整だけで、症状がなくなる可能性はゼロ
かみ合わせの悪さ
発症ライン
かみ合わせの悪さ
TCH
ストレスの多さ
関節や筋肉の弱さ
耐久力
TCH
歯ぎしり
関節や筋肉の弱さ
じつはここが重要!
TCHをコントロールすることで、なんの害もなく積み荷を減らし、発症ライン以下に下げることができる

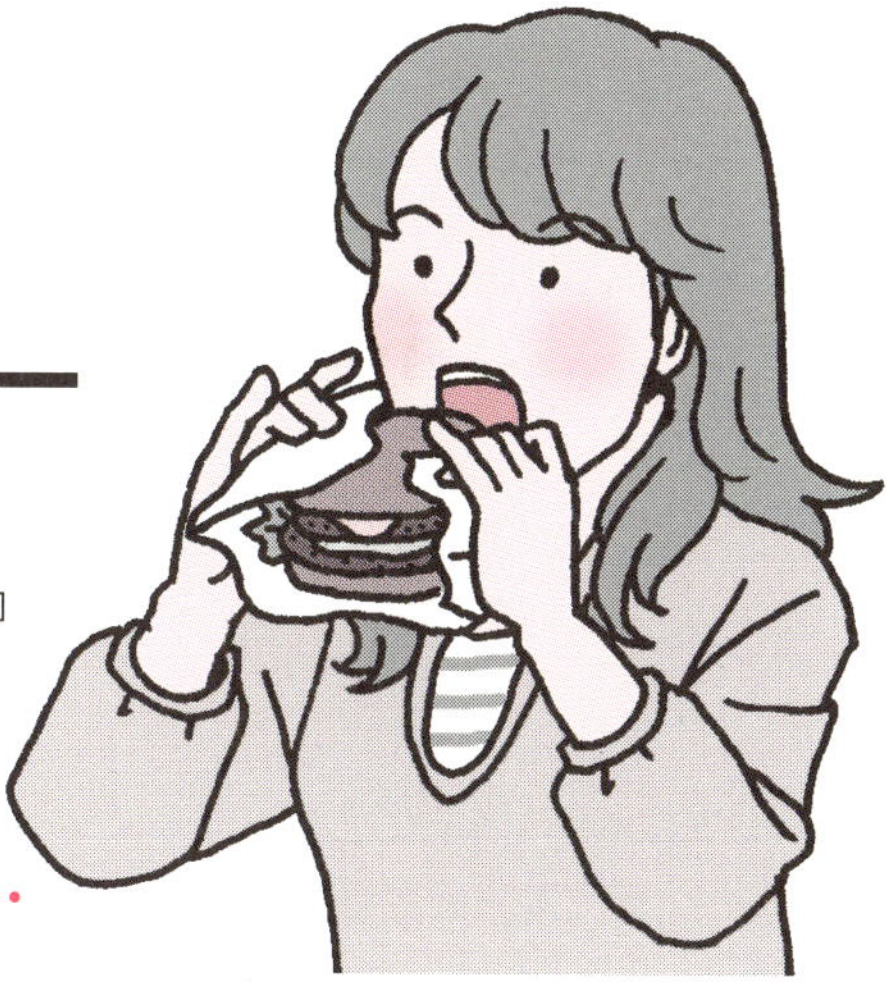

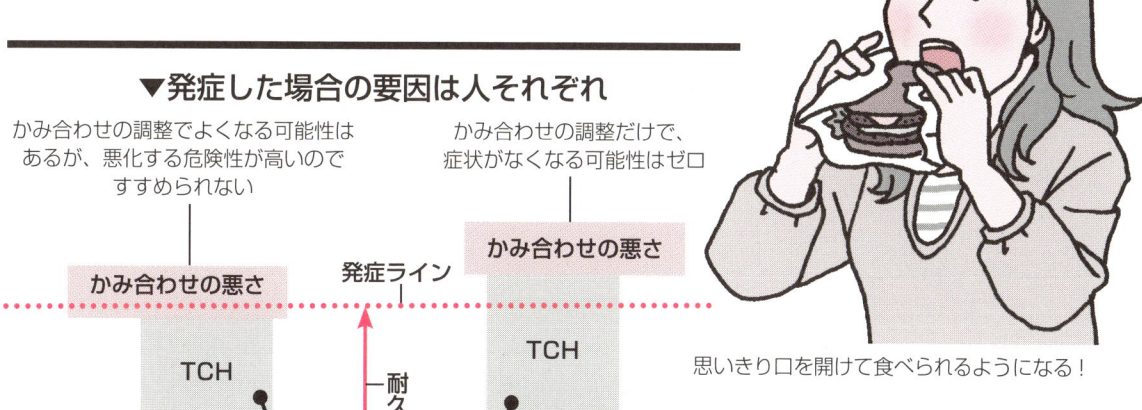

思いきり口を開けて食べられるようになる!

み合わせ調整も、的外れではないように思うかもしれません。

しかし、かみ合わせ以外の要因が大きく関与していることもありますし、第一章でお話ししたとおり、かみ合わせ調整でかえって状態が悪くなることもあります。まずは、害のない方法で「積み荷」を減らすのが合理的です。

患者さんの多くがかかえているTCH

顎関節症をまねく要因のなかで、とくに注目されるのが「TCH」。上下の歯と歯を合わせる習慣です。顎関節症の症状に悩む人の八割近くにみられることがわかってきました。

どのタイプにも関係する寄与因子

顎関節症の要因はさまざまです。一人ひとり異なる要因を見つけて取り除いていくのは、簡単なことではありません。

そのため、二〇〇〇年頃から、顎関節症に大きく影響する要因を探る調査研究が進められてきました。その結果、見つかったのがTCHです。上下の歯を接触させ続ける習慣が、顎関節症の発症や症状の持続に大きく関係していることがわかってきたのです。

どのタイプかにかかわらず、顎関節症の八割近くの患者さんは、このTCHをかかえています。この習慣を改めることができれば、顎関節症の悩みを大きく改善できると期待されています。

TCH＝歯と歯を合わすクセのこと

口を閉じているときには、歯と歯がかみ合うのが当たり前と思っていませんか？　じつはその「当たり前」と思っていることが、症状をまねく要因になっている可能性があります。

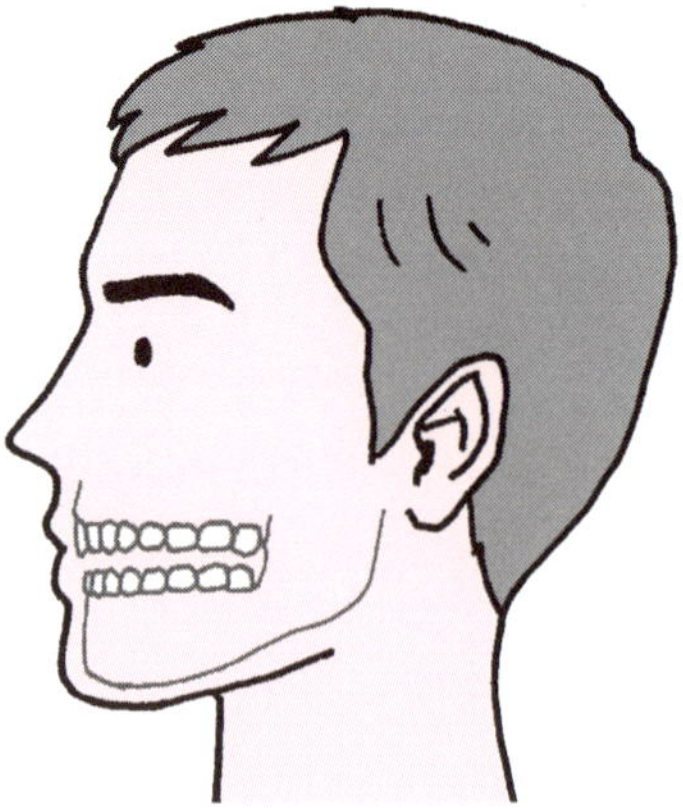

自然な状態

わずかに開いている

安静にしているとき、上下の歯の間は、前歯で1～2mm、奥歯でも0.5～1mm程度のわずかなすき間があるのが、関節や筋肉にとってもっとも楽な状態

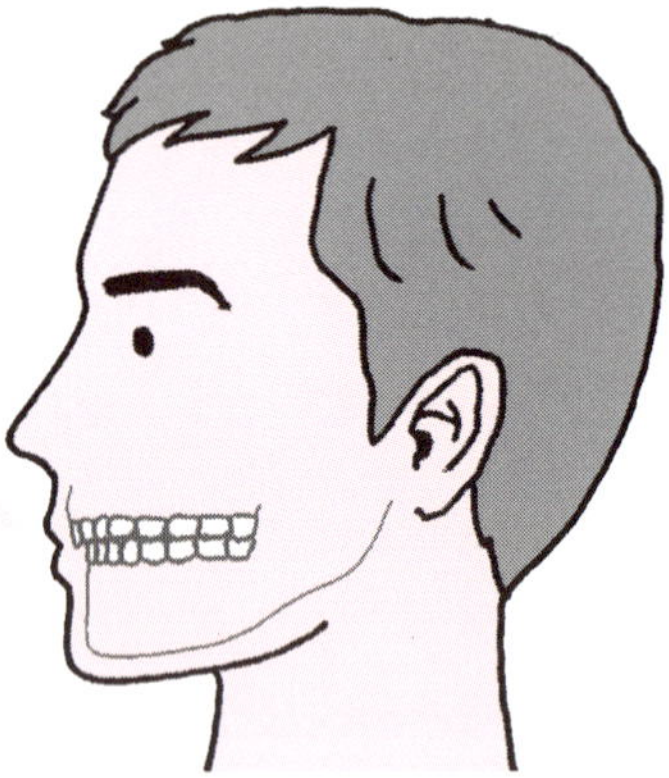

TCH

歯と歯が接している

上下の歯を接触させるクセ（Tooth Contacting Habit）のこと。安静にしているときに、上の歯と下の歯の一部、あるいは全部が接している

TCHは顎関節症に深く関係する

顎関節症にかかわる要因のなかで、とりわけ注目されているのがTCHです。発症にかかわるだけでなく、TCHがあることで症状が長引き、治りにくくなることが明らかになっています。
（データはいずれも、多元的調査票を用いた多施設共同調査による）

▼顎関節症患者の半数以上がかかえる要因

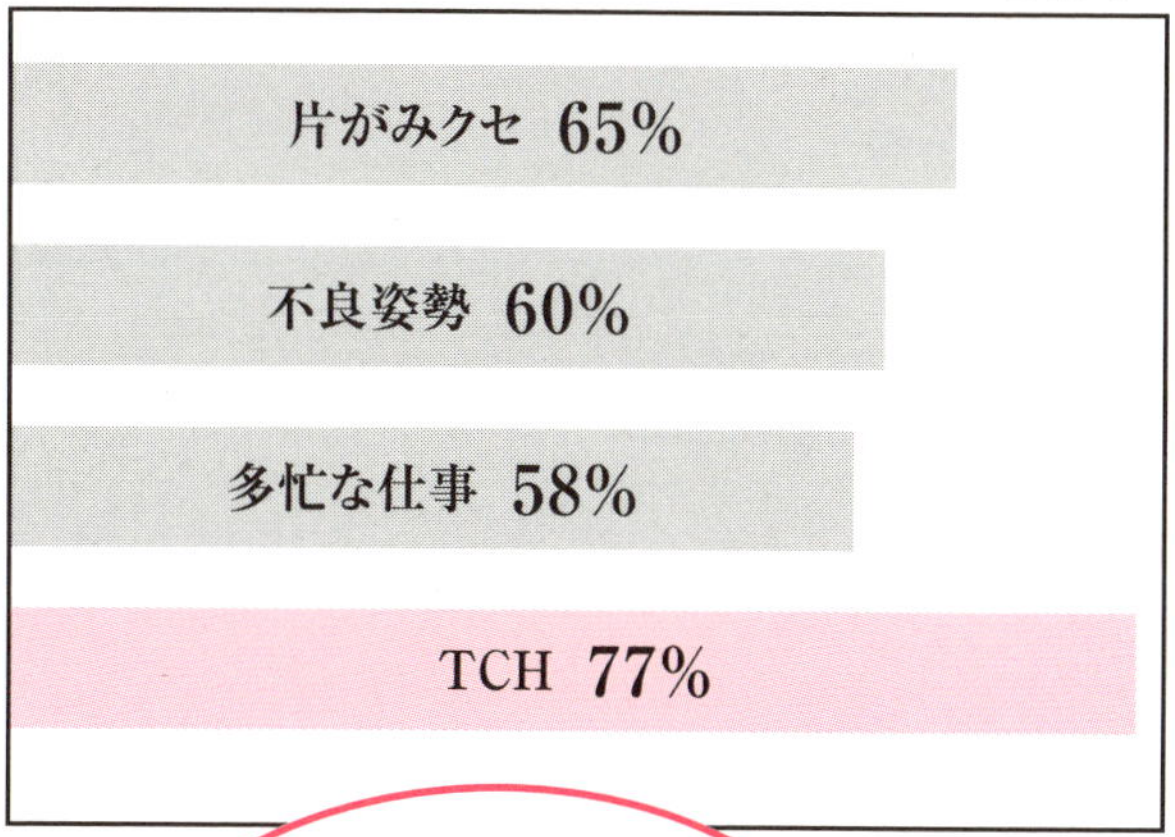
片がみクセ 65%
不良姿勢 60%
多忙な仕事 58%
TCH 77%

受診者のうち半数以上の患者さんにみられた要因をピックアップしたもの。不良姿勢や多忙な仕事はTCHを起こしやすくします。また、片がみクセについては、痛みがあるために片側でかんでいる場合もあると考えられます。

発症後、症状が徐々に軽くなってきた人と、４ヵ月以上たっても痛みが変わらない、もしくは悪化してきたという人をグループ分けして比較。TCHがあると、痛みが持続・悪化する確率が約２倍になることがわかりました。

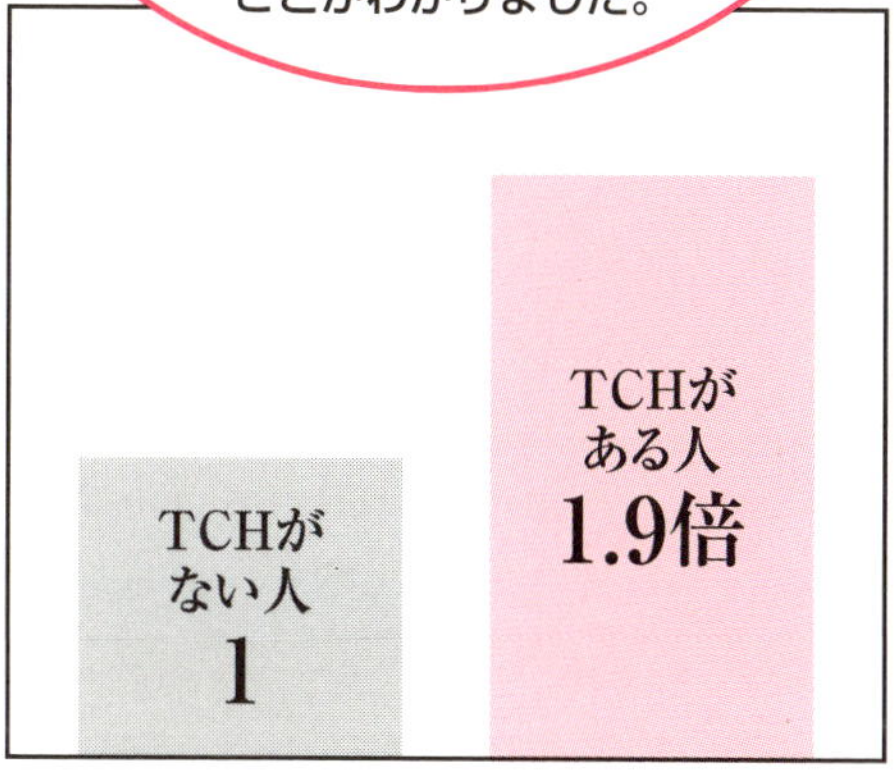
TCHがない人 1
TCHがある人 1.9倍

▲顎関節症の痛みが持続・悪化する確率

▼TCHをもっている可能性

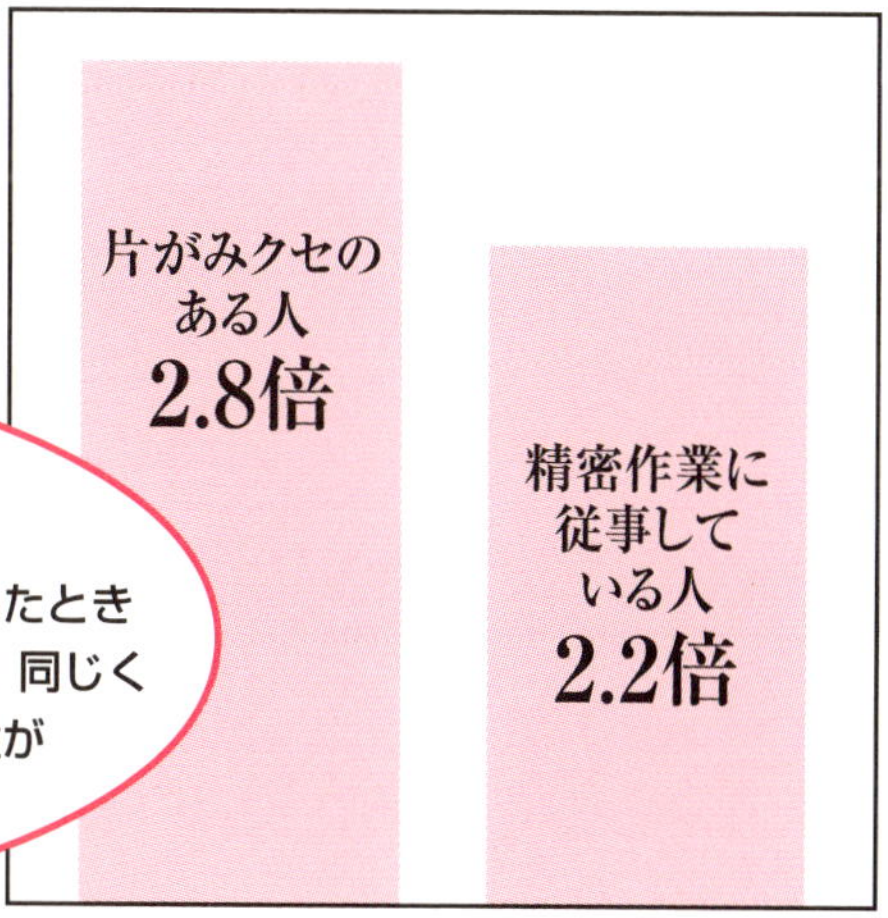
片がみクセのある人 2.8倍
精密作業に従事している人 2.2倍

どんな人にTCHがみられやすいかを調べたところ、片がみクセのある人は、ない人を１としたとき約2.8倍、精密作業に従事している人は、同じく約2.2倍、TCHをもっている可能性が高いことも示唆されています。

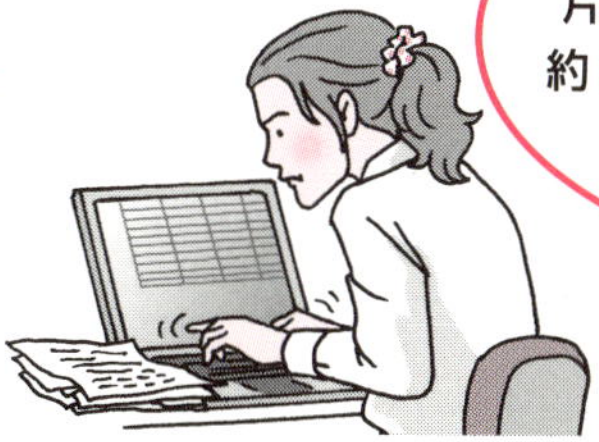

TCHの見つけ方

口を閉じて歯の位置を確かめてみる

「歯と歯を接触させているか？」と聞かれても、よくわからないという人が多いでしょう。無意識のうちにくり返される習慣を改めるには、その有無を確かめることが先決です。

チェックしてみよう！

まずはダラーンと力を抜いて、頭を空っぽにしてください。それから座ったまま背すじを伸ばし、目を閉じます。そのあとで下記の項目を確かめていきます。

身近な人に質問してもらいながら確かめていくと、よりわかりやすくなります。

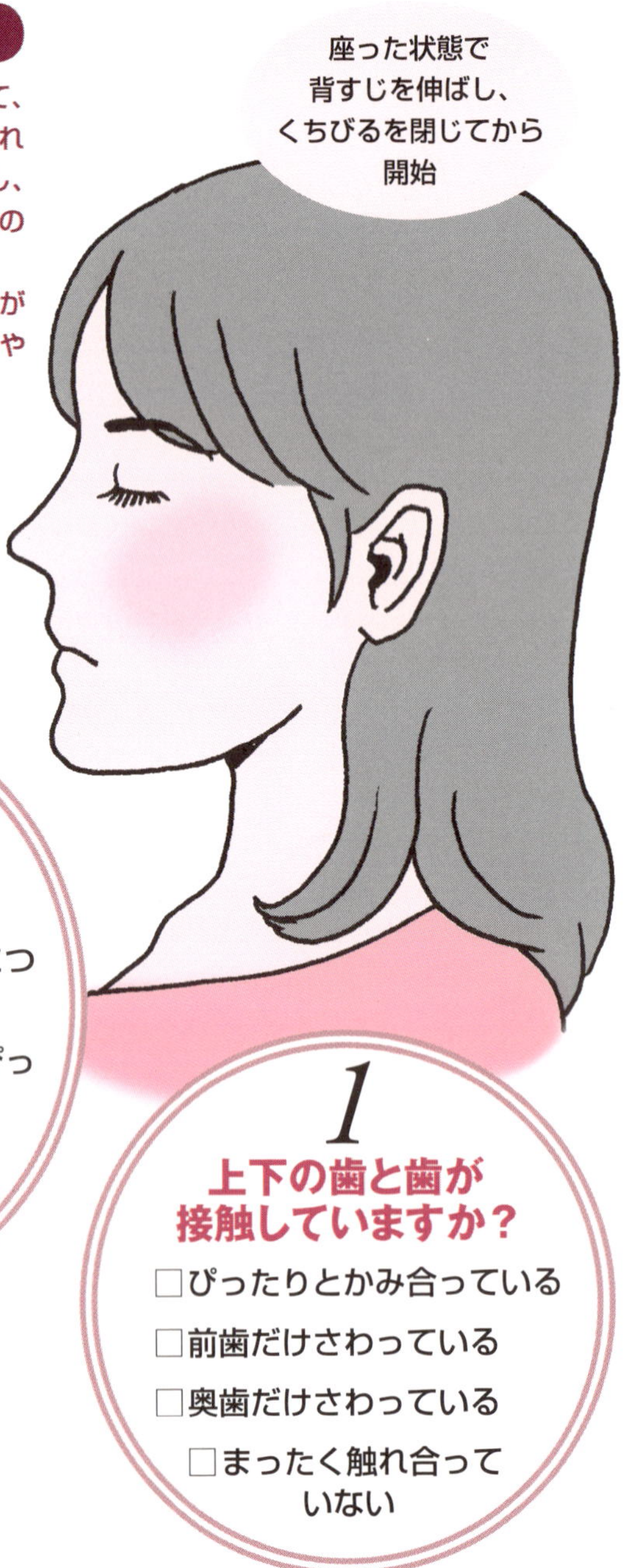

座った状態で
背すじを伸ばし、
くちびるを閉じてから
開始

1 上下の歯と歯が接触していますか？

- □ぴったりとかみ合っている
- □前歯だけさわっている
- □奥歯だけさわっている
- □まったく触れ合っていない

2 舌はどこをさわっていますか？

- □舌先が上の前歯の裏側についている
- □上あごの面に舌全体がぴったりついている
- □舌先が下の前歯の裏側についている

3

口を閉じたまま上下の歯を離した状態にすると、どんな感じがしますか？

□違和感がある

□違和感がない

4

口を閉じたまま、上下の歯をくっつけてみましょう。どんな感じがしますか？

□違和感がある

□違和感がない

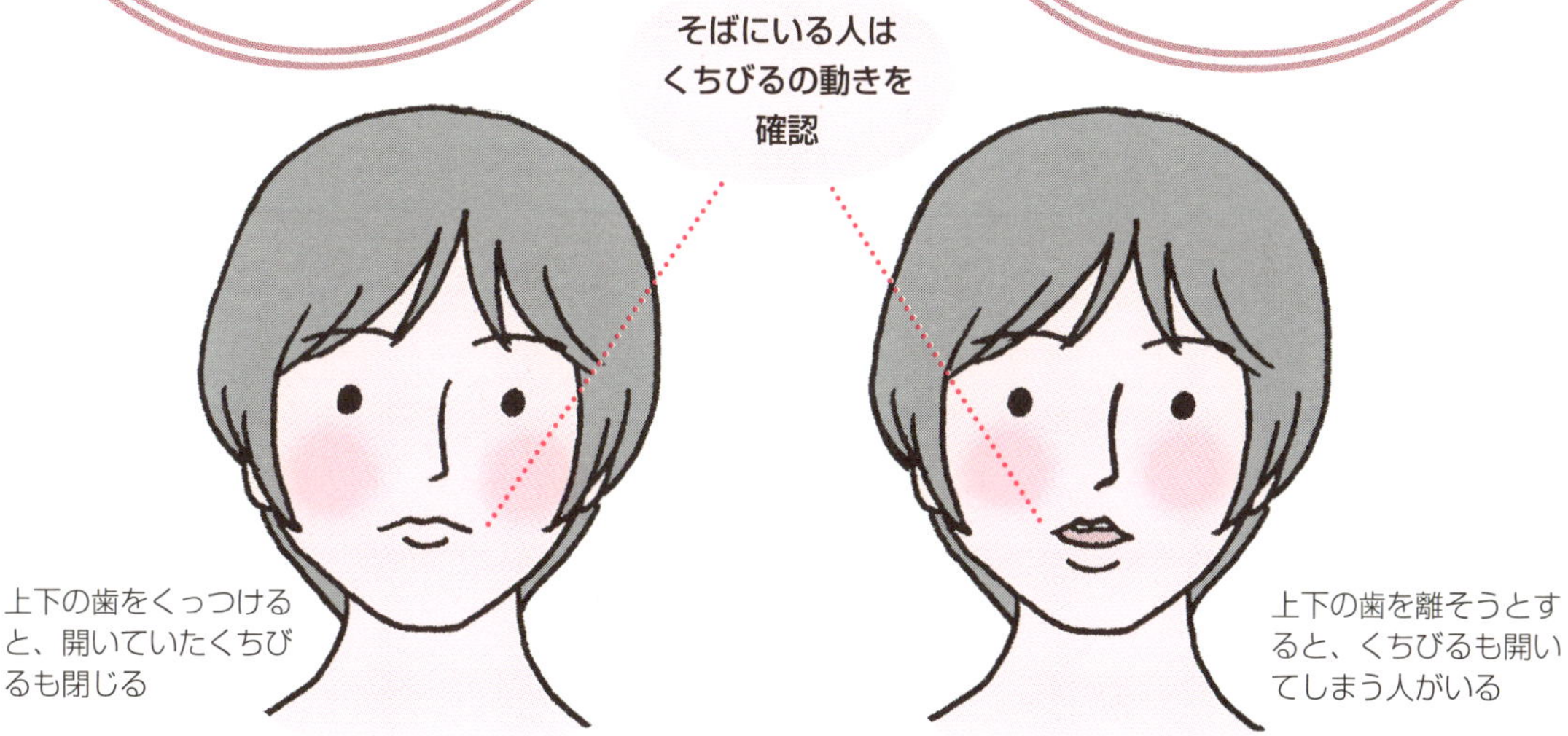
そばにいる人はくちびるの動きを確認
上下の歯を離そうとすると、くちびるも開いてしまう人がいる
上下の歯をくっつけると、開いていたくちびるも閉じる

無意識の行動だから自覚しにくい

クセは無意識にくり返されるもの。ですから、自分ではなかなか気づくことができません。TCHも同じです。意識して歯を接触させているわけではないので、たとえTCHがあっても、「歯と歯を合わせるようなことはしていない」と答える人も少なくありません。

そこで、上記のような手順で、TCHの有無をチェックしていきます。TCHが見つかるのは悪いことではありません。改善に向けての大きな一歩になります。自然な感覚に身をゆだね、自分の状態を見つめ直してみましょう。

さて、あなたはTCHの疑いがあるでしょうか？判定は次ページへ！

判定結果はこちら!

TCHの疑いがあるかどうかは、チェック項目に対する答えで判断がつきます。「歯を離しているつもり」でも、実際は、気づかぬうちに接触をくり返している人も少なくありません。

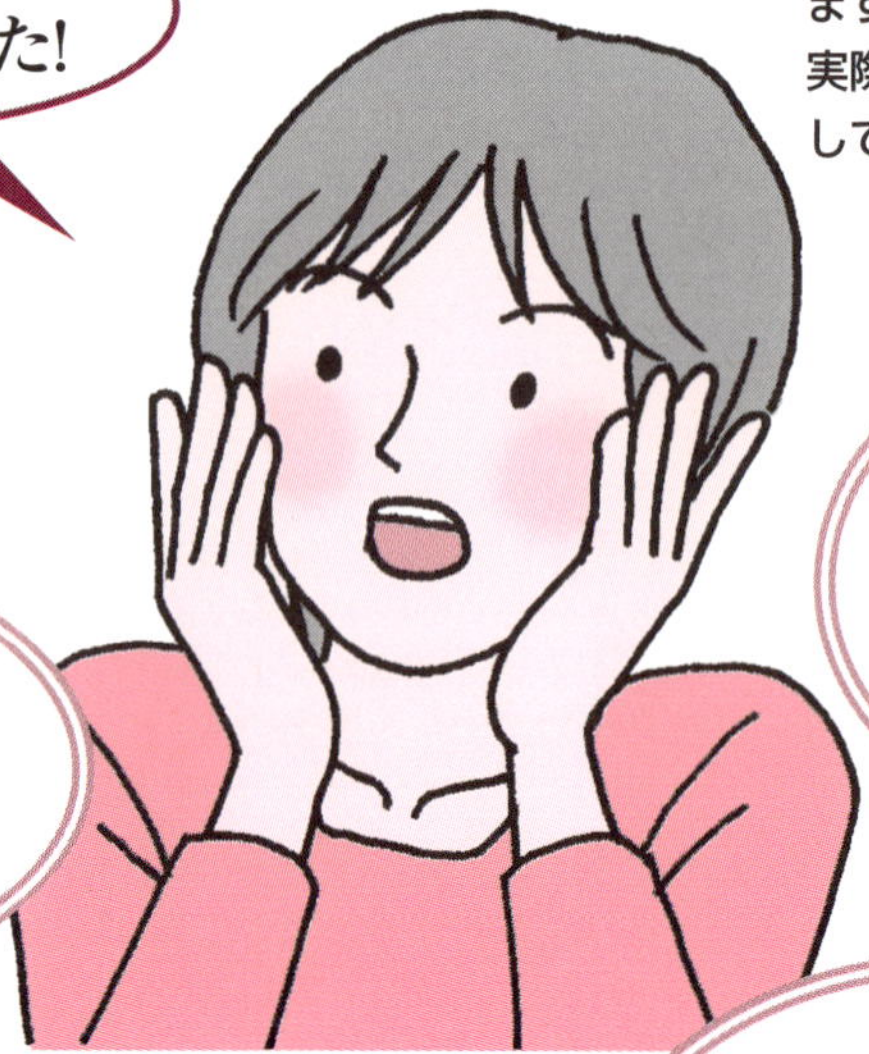

1

上下の歯と歯が……

□ぴったりとかみ合っている
□前歯だけさわっている
□奥歯だけさわっている

2

舌の位置が……※

□上あごの面に舌全体がぴったりついている
□舌先が下の前歯の裏側についている

3

口を閉じた状態で上下の歯を離すと……

□違和感がある

4

口を閉じたまま歯をくっつけてみると……

□違和感がない

※舌の位置については個人差がみられるため、これだけでTCHがあるという判断はできません。

1〜4の項目のうち、上記の答えが1つでもあった人は要注意。TCHをもっている疑いが濃厚です。

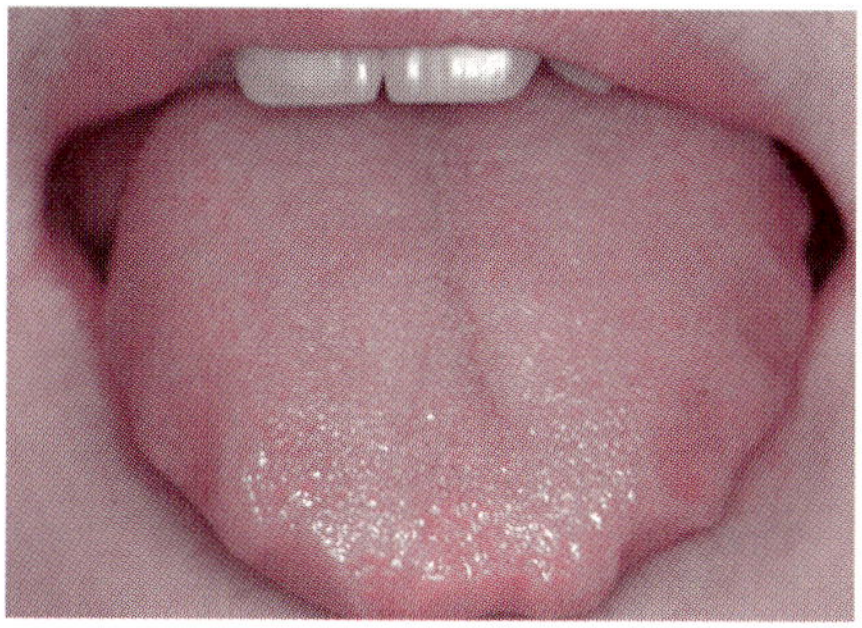

TCHがあると下あごに力が入り、舌が歯に押しつけられて舌の端に歯形がつくことが多い

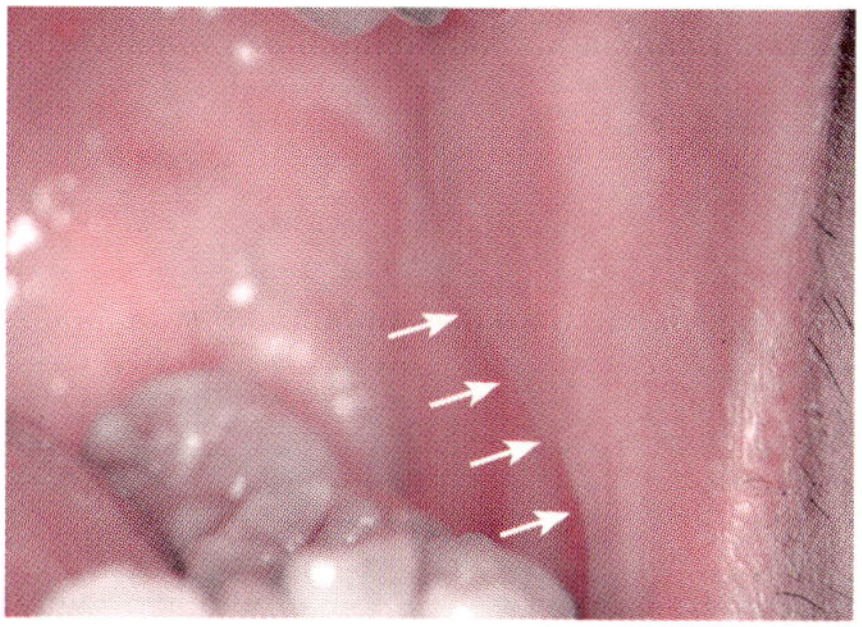

TCHがある場合、頬の内側の粘膜にみられる白いすじ（咬合線）がみられることが多い

口の中に証拠が残っているかも!?

自分でチェックしようとしてもよくわからなかった人は、口の中をチェックしてみてください。

TCHは、舌や頬の粘膜に痕跡《こんせき》を残すことがあります。それらしき痕跡があった場合には、知らず知らずのうちに、歯を接触させている可能性が高いといえます。

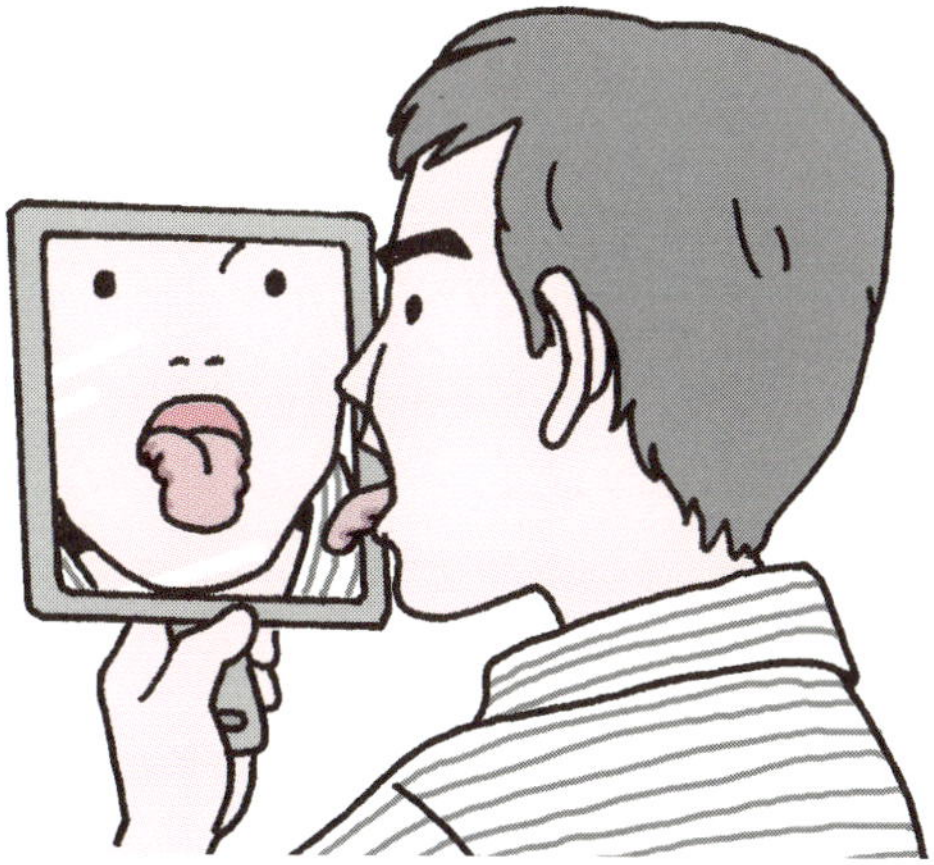

頬の粘膜に残る白っぽいすじがないか、舌の端に歯形がついていないかを調べてみよう

先入観が発見のじゃまをすることも

チェックの結果、「ＴＣＨの疑いが濃厚」という判定結果が出た人は、たとえ「歯を接触させている」という自覚がなくても、ＴＣＨコントロールが必要です（→第三章）。

疑いを示す項目にチェックがつかなかった人も、ＴＣＨがないとは断言できません。

「歯と歯を合わせないほうがいい」という話を見聞きしたことがあると、先入観がＴＣＨの発見をじゃますることもあります。「歯を離すようにしよう」という意識ばかりが強くなり、自分の状態を率直に見返しにくくなる傾向があるようです。

顎関節症の患者さんの八割近くにＴＣＨがみられます。口の中の状態などを見直し、客観的な証拠が残っていれば、「自分にもＴＣＨの可能性がある」と考えておきましょう。

TCHの問題①

一日合計二〇分以上の接触は大きな負担になる

上下の歯をしっかり合わせているほうが落ち着くという人も少なくありません。しかし、その状態では、関節にも筋肉にも余計な力がかかり続けてしまいます。

歯と歯の触れ合いは瞬間的

本来、上下の歯が接触する時間は瞬間的なもの。接触している時間の合計は1日20分程度であるのがふつうです。

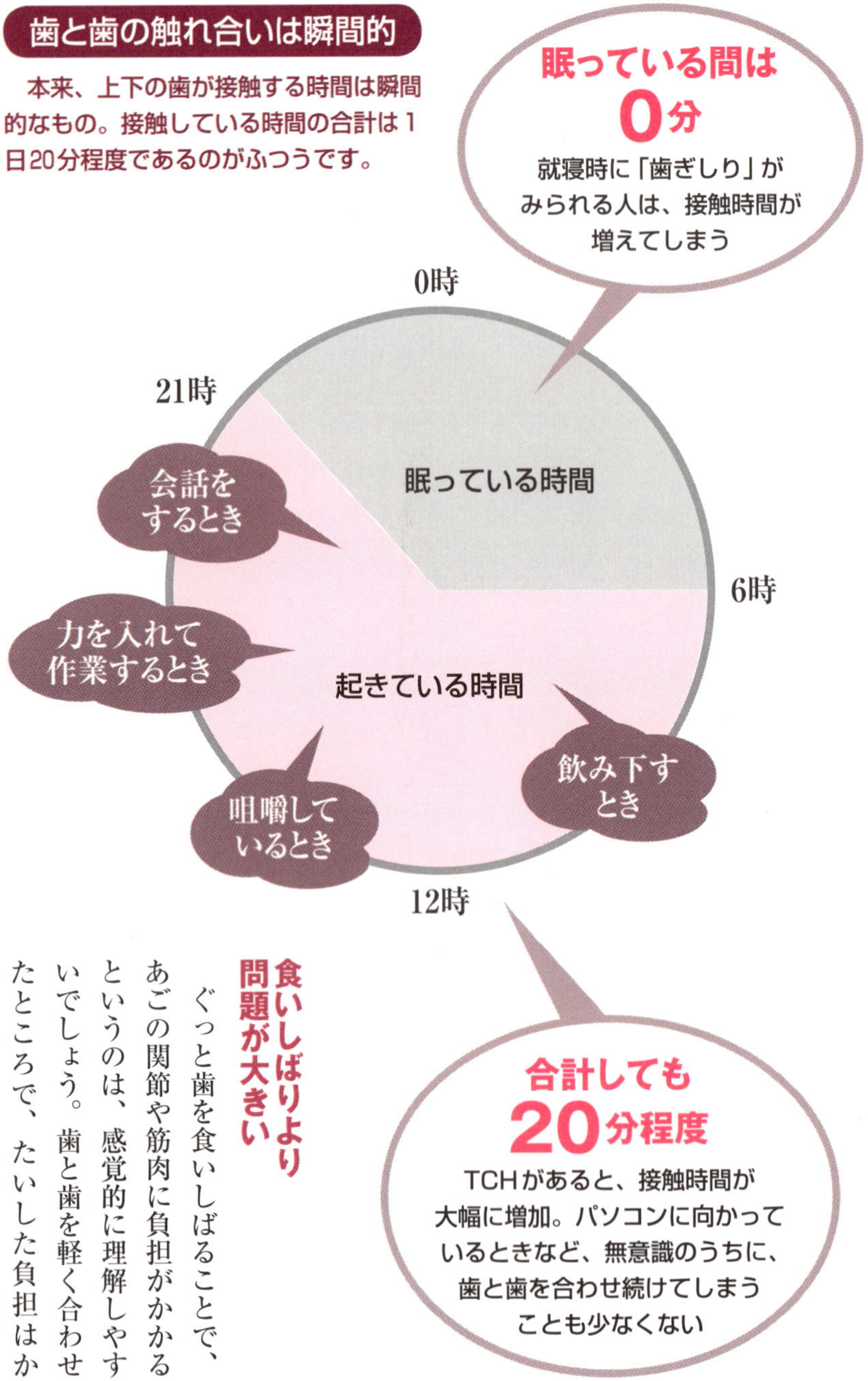

眠っている間は
0分
就寝時に「歯ぎしり」がみられる人は、接触時間が増えてしまう
0時
21時
6時
12時
眠っている時間
起きている時間
会話をするとき
力を入れて作業するとき
咀嚼しているとき
飲み下すとき
合計しても
20分程度
TCHがあると、接触時間が大幅に増加。パソコンに向かっているときなど、無意識のうちに、歯と歯を合わせ続けてしまうことも少なくない

食いしばりより問題が大きい

ぐっと歯を食いしばることで、あごの関節や筋肉に負担がかかるというのは、感覚的に理解しやすいでしょう。歯と歯を軽く合わせたところで、たいした負担はか

軽い接触でも負担がかかる

TCHは、関節や筋肉の血流を悪化させるもと。正座を続けたときに足がしびれるように感覚を鋭敏化させ、痛みを感じやすくしてしまいます。

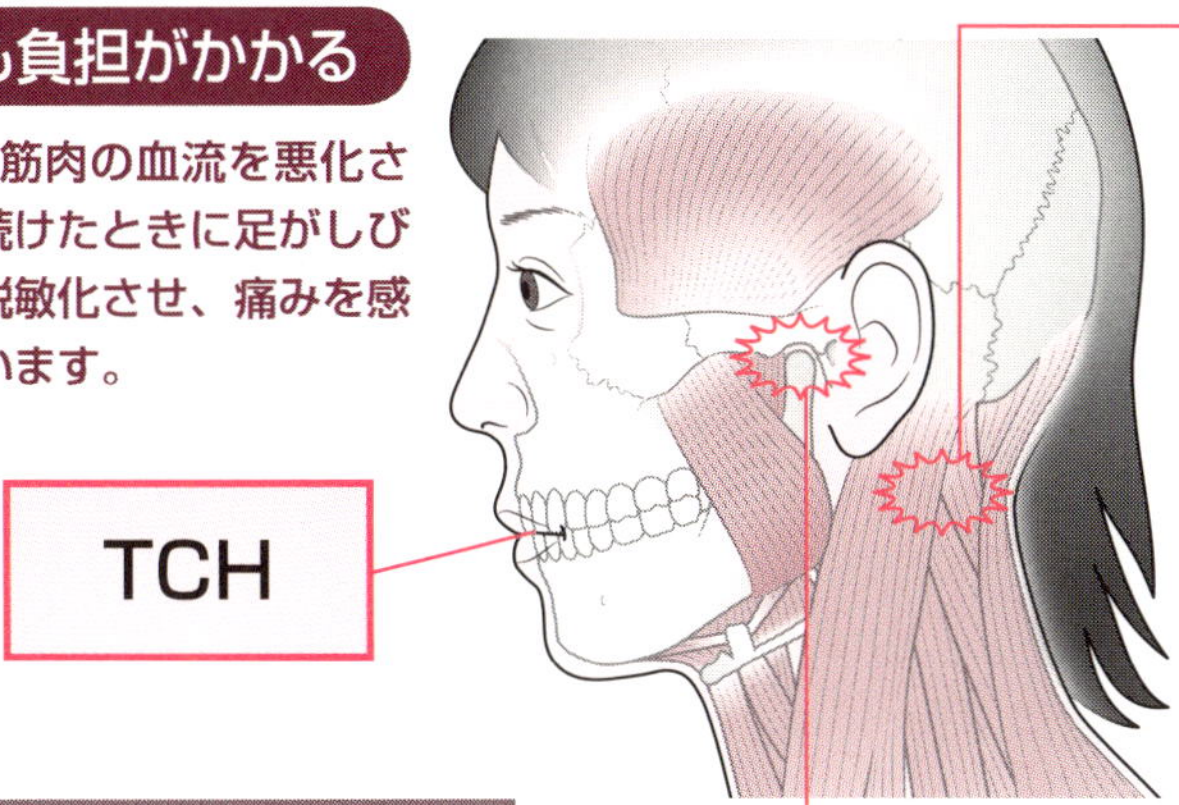

▼筋肉への影響

歯の接触による筋活動量の増加
↓
筋肉の緊張状態が続いて血液循環が悪化
↓
筋肉の疲労、痛みが現れる

▼顎関節への影響

歯の接触によって顎関節に力が加わり続ける
↓
圧迫により関節内の血液循環が悪くなる
↓
関節内の摩擦抵抗が増大する
↓
関節痛が現れる

「かみ合わせの悪さ」が問題になるのはTCHがある人だけ

かみ合わせが悪くても、TCHがなければ、それを自覚する機会はほとんどなく、関節や筋肉への負担も増えません。「かみ合わせに違和感がある」という人は、TCHをかかえている疑いが濃厚です。

かみ合わせが悪い
- TCHがない → かみ合わせが悪くても、歯と歯の接触時間が少ないので、とくに問題は起きない
- TCHがある → 関節や筋肉に過剰かつ不均衡に力がかかり、一部に負担が強まる → 顎関節症になる

かっていないように思うかもしれません。

しかし、軽く合わせるだけでも歯と歯が接触した状態では関節が圧迫され、筋肉は緊張状態になります。小さな力とはいえ、長時間にわたって力がかかり続けることで、関節や筋肉には大きな負担になり、血流を悪化させます。

力を込めて食いしばろうとしても、二分ほどが限度です。それにくらべ、軽い接触は知らず知らずのうちに長時間化しがち。問題は、より大きくなりやすいのです。

TCHの問題②

口の中のあらゆるトラブルに関係する

TCHがある人は顎関節症だけでなく、さまざまな問題をかかえがちです。歯や歯周組織にも過剰な力が加わり、トラブルを引き起こしやすくなるからです。

あごにも歯にも負担がかかる

TCHがあると、接触し合う歯にも歯を支える歯周組織にも負担がかかります。顎関節症を改善するだけでなく、歯の健康を守るためにも、TCHのコントロールが必要です。

顎関節への負担

下顎骨が押し上げられ、関節内に圧力がかかりっぱなしの状態になり、顎関節症の症状を引き起こしやすくなる

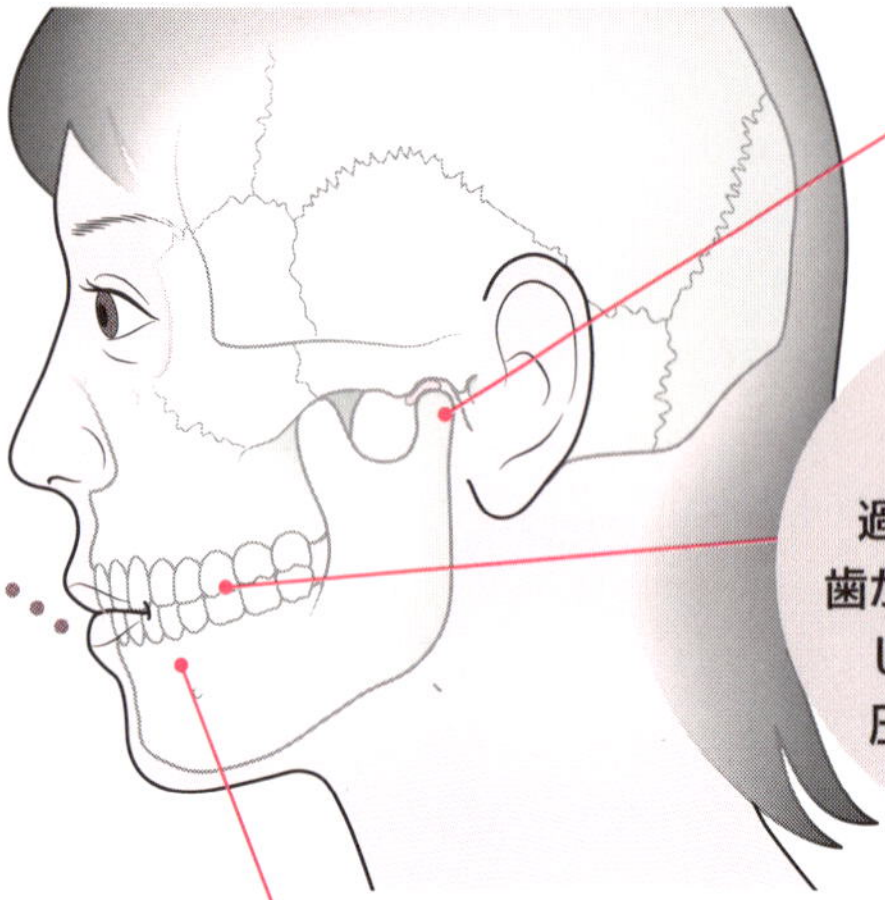

歯への負担

接触し合う歯に過大な力がかかり続ける結果、歯がすり減ったり、ひび割れたりしやすくなる。血管、神経が圧迫され、痛みを引き起こすこともある

歯周組織への負担

歯を揺らす力が加わり続けるため、歯がぐらつきやすくなる

歯を失いやすい！

中高年に多くみられる歯周病。歯周ポケットにたまった汚れ（プラーク）が歯肉の炎症を引き起こし、歯槽骨を破壊していく病気です。

歯周病にTCHが加わると、歯のぐらつきが早まり、抜けやすくなってしまいます。

▼歯の構造

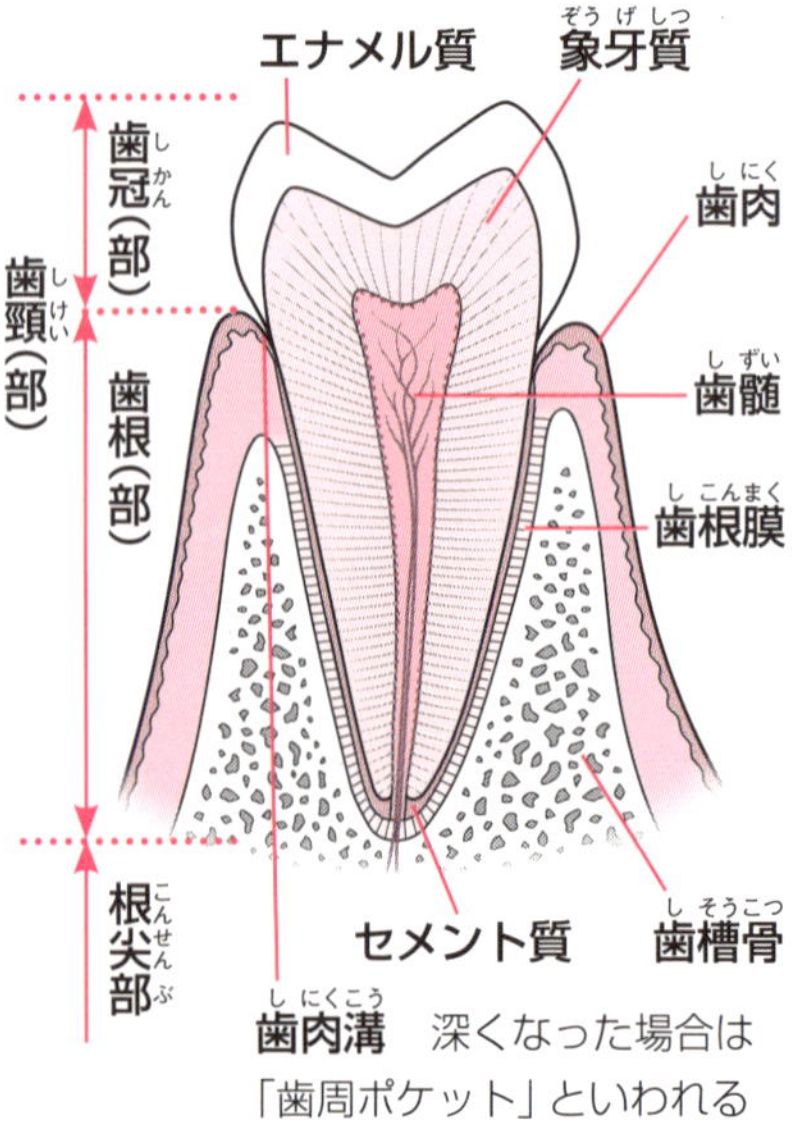
エナメル質
象牙質《ぞうげしつ》
歯肉《しにく》
歯髄《しずい》
歯根膜《しこんまく》
歯冠《しかん》（部）
歯頸《しけい》（部）
歯根（部）
根尖部《こんせんぶ》
セメント質
歯槽骨《しそうこつ》
歯肉溝《しにくこう》　深くなった場合は「歯周ポケット」といわれる

顎関節症以外にも悪影響が大きい

TCHがある人でも、それだけが原因で顎関節症の症状が現れるというわけではありません。顎関節症の治療という面からみれば、TCH以外の要因を減らすことでも、症状は改善していく可能性があります。

だからといって、TCHがあるとわかっているのに、それを放置しておくことはおすすめできません。

なぜなら、TCHは、関節や筋肉に負担をかけるだけでなく、歯や歯を支える歯周組織にも悪影響を及ぼしてしまうことがわかっているからです。

今すぐ習慣をつけ直そう

TCHがある人は、ない人にくらべて歯の破損が起きたり、歯が抜けやすくなったりします。顎関節症の治療・再発防止というだけにとどまらず、自分の歯を保ち続けるためにも、歯をつけず、離す習慣をつけ直すことが必要です。

こんなことにもTCHが影響している

口内炎のくり返し・重症化
頬や舌に歯形がつくため、出っ張った部分を誤ってかみやすい。かみ傷が炎症を起こすと口内炎に。傷をさらにかんで重症化することも少なくない

かみ合わせの違和感
かみ合わせが気になり、歯を接触させる時間が増えて泥沼化しやすい
→23、41ページ

歯の治療がうまくいかない
治療済みの歯や、義歯を入れたところが痛んだり、詰めものやブリッジがとれやすくなったりする

舌が痛い
舌が押しつけられることで痛くなったり、かんだりしやすい。舌が回りにくくなり、発語に影響するおそれもある

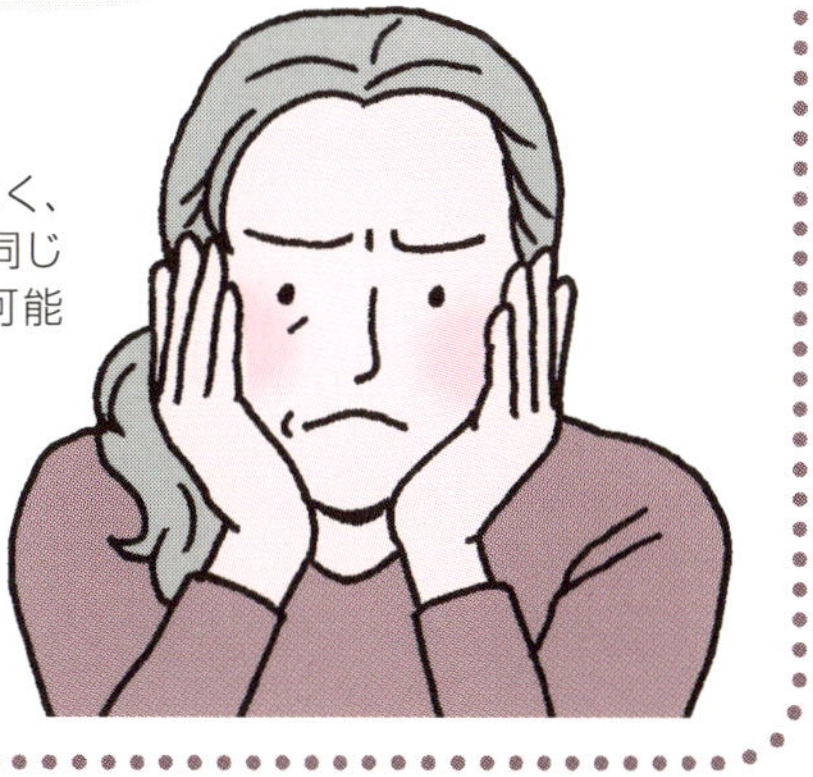

あごの違和感だけでなく、その他の不快症状も、同じTCHが関係している可能性がある

COLUMN

あごの耐久力はなにで決まる？

耐久力は顔の輪郭に現れる!?

顎関節症になるかどうかは、その人自身の耐久力の大きさが関係しています。

耐久力は主に骨や筋肉など、構造要因によって決まります。あごがしっかり張った人より、あごが小さい面長の人のほうが、耐久力は低めです。

けれど、耐久力が高いからといって、顎関節症にならないわけではありません。逆もまたしかり。発症するかどうかは、あくまでも寄与因子の重なりとのかねあいです。

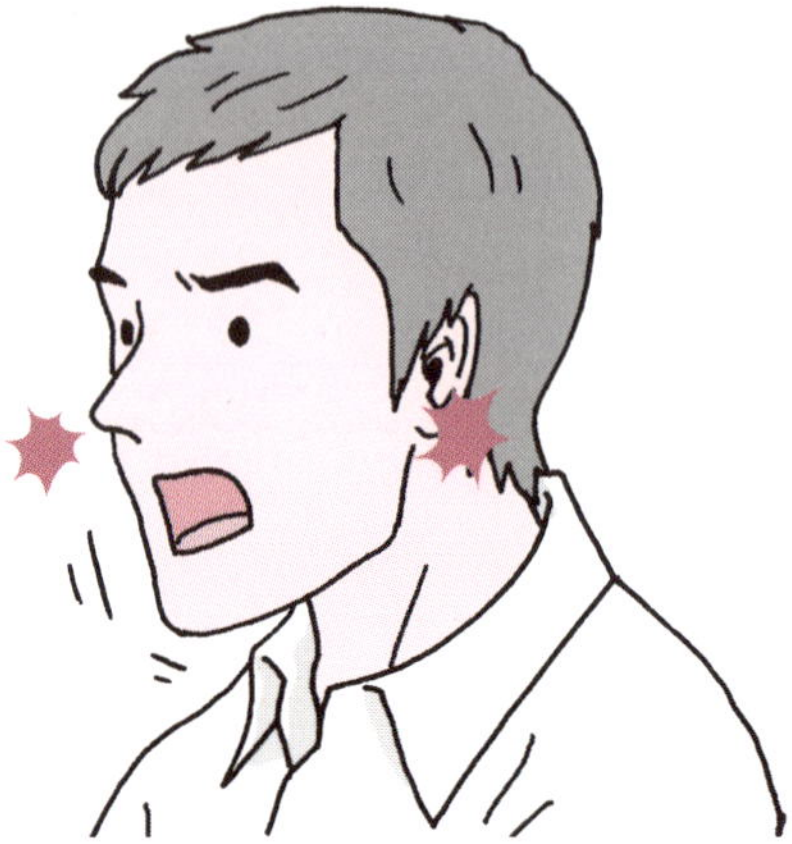

関節の形状

- 下顎頭が小さい
- 左右の下顎頭の形が異なる

いずれも、下あごがスムーズに動かず、顎関節や筋肉に負担をかけやすい

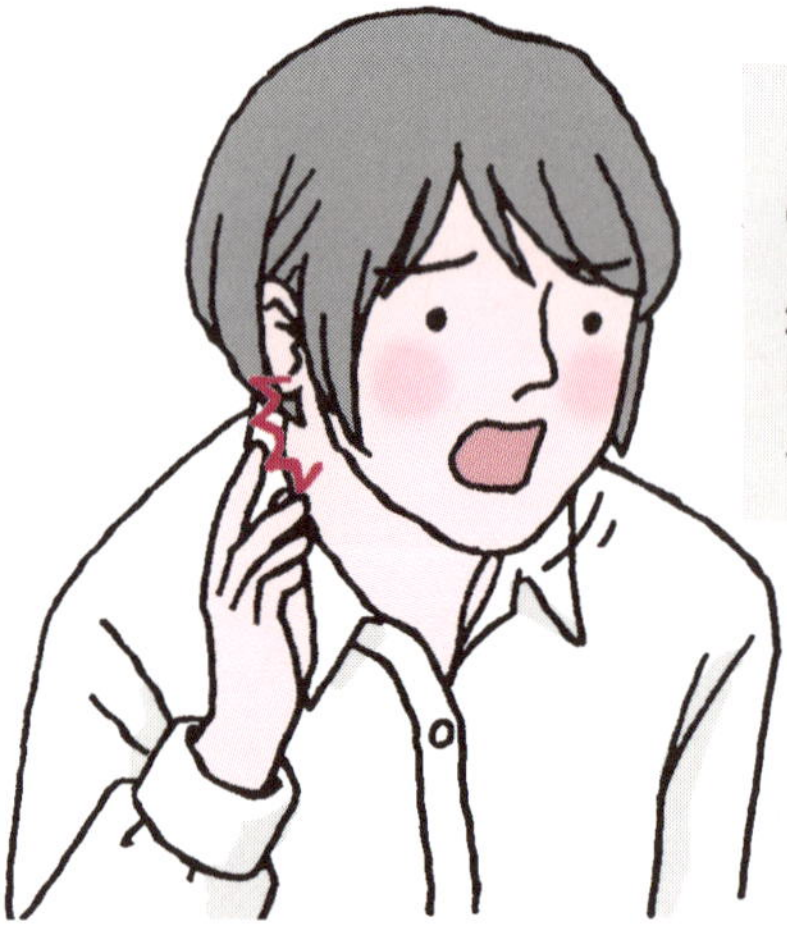

筋肉の発達

- 筋肉の量が少ない

幼児期の食生活が大きく影響する（→ 71ページ）

口を開くときに音がする人は少なくないが、骨格がしっかりしている人は、音がするだけでなんの問題もなく過ごせることが多い

3

始めてみよう！ TCHコントロール

顎関節症の患者さんの８割近くにみられるTCH。
TCHコントロールは、顎関節症の治療に欠かすことのできない取り組みです。
「歯と歯を接触させないぞ」と思っているだけでは、
長年のクセを直すことはできません。
３つのステップで、確実に是正していきましょう。

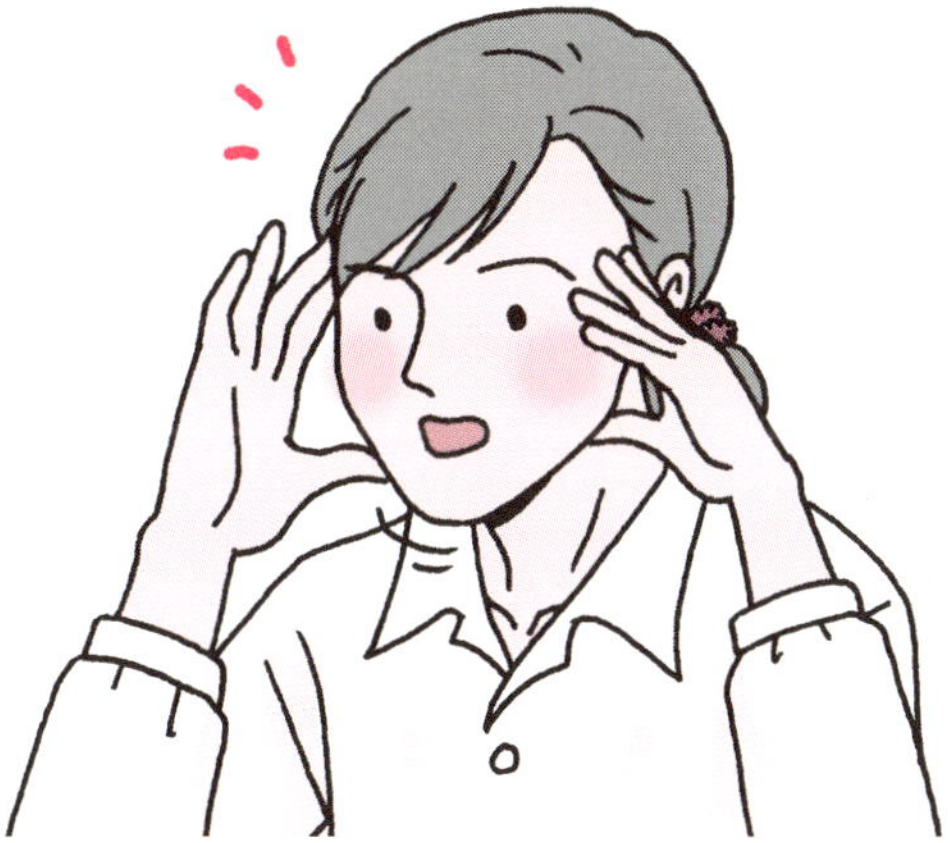

治療方針①

顎関節症の大半はセルフケアで改善する

顎関節症による不快症状の多くは、患者さん自身の取り組みによって、改善させることができます。他人まかせ、医師まかせでなく、「自分で治す」という気持ちが大切です。

対応の基本は2つ

顎関節症によるつらい症状は、多くの場合、2つの方法を続けていくうちに改善していきます。また、再発を防ぐこともできます。

寄与因子を減らす

寄与因子の組み合わせは人それぞれ。一人ひとりの患者さんがかかえる問題を洗い出し、解消していくのは簡単ではありません。

まずは多くの人に共通にみられ、しかもコントロール可能なTCHの是正をはかることが、効率的です。

↓

TCHコントロール
→第3、第4章

関節や筋肉を鍛えて耐久力を上げる

関節の動きをよくしたり、あごの筋肉を強くしたりするリハビリトレーニングを続けていると、徐々に耐久力が上がり、症状が出にくくなっていきます。

トレーニング内容は、顎関節症のタイプではなく症状をみて決めていくのが基本です。

↓

リハビリトレーニング
→第5章

寄与因子の管理とリハビリで対応する

顎関節症は大きく四つのタイプに分かれます（→30ページ）。しかし、タイプは異なっても、対応の基本は変わりません。TCHのコントロールを基本にした寄与因子の管理と、リハビリトレーニングの二つです。

TCHは、顎関節症の人の八割近くがかかえる寄与因子ですので、その改善を最優先させます。それと並行して、関節や筋肉を鍛えるリハビリトレーニングを続けることで、症状が出にくい状態をつくりだしていきます。

いずれも患者さん自身がおこなうべきこと。しっかり取り組みましょう。

症状による分類と対応法

自分の症状と照らし合わせて、具体的な対応の方針を確かめておきましょう。

TCHを基本にした寄与因子の管理は、ほとんどすべての顎関節症に共通しています。しかし、たとえば同じ「顎関節円板障害」でも、症状によってリハビリトレーニングの内容は変わってくるので注意してください。

症状による分類	対応方法	
	寄与因子の管理	リハビリテーションほか
クリック初期 音がするようになってから2週間未満。気になるのは音だけ	○	円板整位術 (→92ページ)
クリックのみ ２週間以上、クリック音が続いているが、痛みはない	経過観察	
クリック＋痛み ２週間以上、クリック音が続いていて、痛みもある	○	開口維持訓練 (→86ページ)
間欠ロック 現在クリック音があるか、過去に音がしていたことがあり、口を開けようとすると、たまに引っかかる感じがある	○	関節可動化訓練 (→84ページ)
ロック初期 現在クリック音があるか、過去に音がしていたことがあり、口も大きく開かなくなった。開きが悪くなってから2週間未満	○	円板整位術、 関節可動化訓練
慢性ロック 現在クリック音があるか、過去に音がしていたことがあり、口も大きく開かない状態が２週間以上続いている	○	関節可動化訓練
筋痛 クリック音はないが、口を開くと痛みがあり、咀嚼筋を押すと痛い。関節痛はない	○	開口維持訓練、 筋伸展訓練 (→84ページ)
関節痛+筋痛 ●クリック音はないが、口を開くと痛みがあり、咀嚼筋を押すと痛い。二次的に関節痛も出てきた ●クリック音はないが、口を開くと痛みがあり、顎関節を押すと痛い。二次的に咀嚼筋の痛みも出てきた	○	開口維持訓練、 筋伸展訓練
関節痛 クリック音はないが、口を開くと痛みがあり、顎関節を押すと痛い。筋肉の痛みはとくにない	○	開口維持訓練、 関節可動化訓練

（東京医科歯科大学顎関節治療部式病型分類と対応法による）

治療方針②

自分の「TCHリスク」を把握しておこう

数ある寄与因子のなかで、顎関節症の症状ともっとも深くかかわっているのがTCH。歯と歯を接触させるクセです。TCHの程度はさまざま。ご自分の状態に合わせた対応が必要です。

自覚をもつことからすべてが始まる

ひと口に「TCHがある」といっても、その程度は人によって違います。自分はTCHがあるのか、あるとしたらどの程度リスクが高いものなのかを把握することで、TCHコントロールへの取り組み方も変わってくるでしょう。

なにより難しいのは、「自分にはTCHがある」という自覚をもつこと。当たり前の習慣になっているだけに、気づきにくい人も多いのです。顎関節症の症状をもつ人の八割近くにTCHがみられるという現実があります。「自分は当てはまらない」という思い込みを捨てることが、TCHをなくす最初の一歩になるでしょう。

TCHリスクを確認しよう

36－39ページでチェックした内容をさらに詳しく分析することで、自分のTCHリスクがわかります。

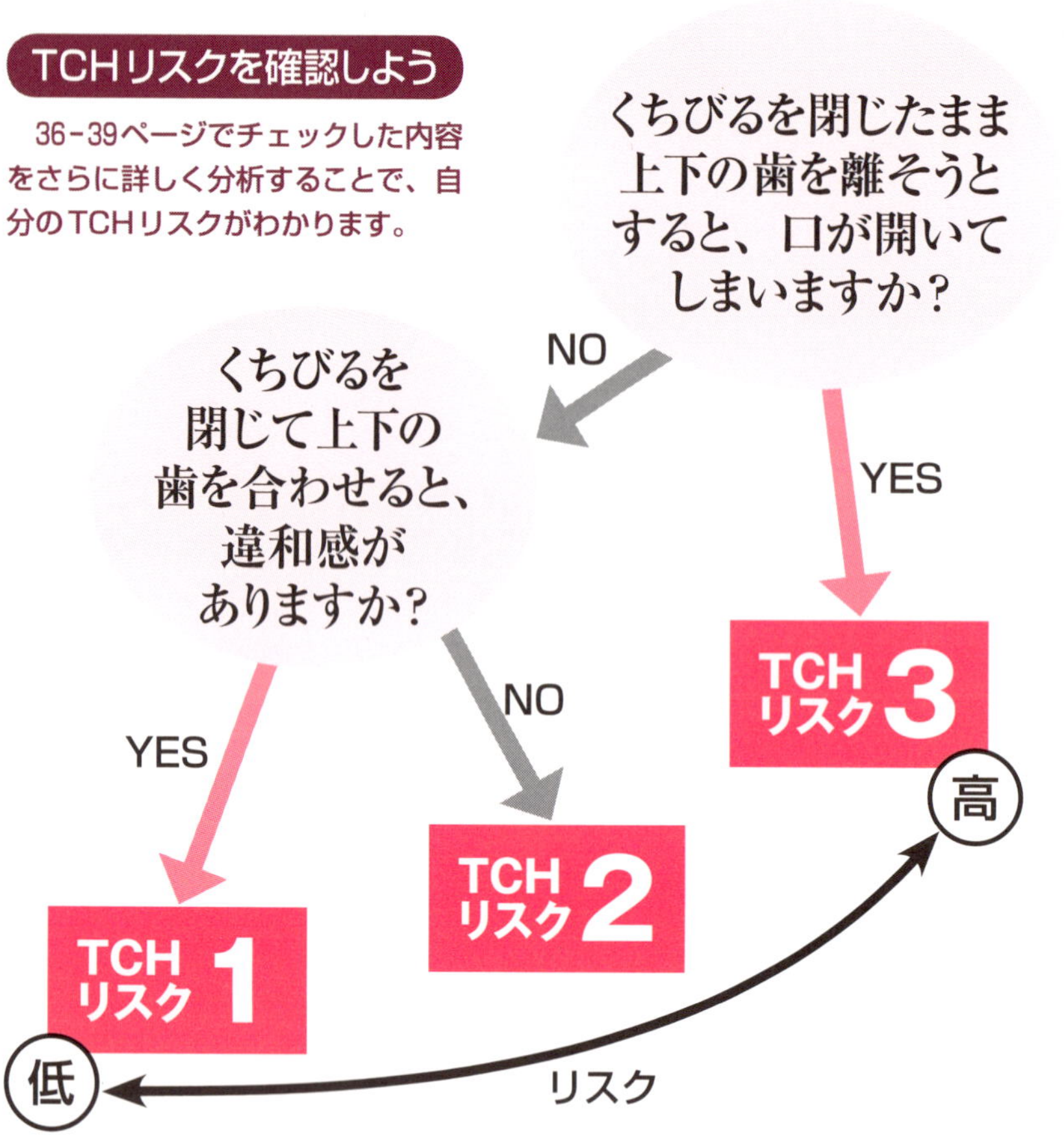

くちびるを閉じたまま上下の歯を離そうとすると、口が開いてしまいますか？
YES
NO
くちびるを閉じて上下の歯を合わせると、違和感がありますか？
YES
NO
TCHリスク1
TCHリスク2
TCHリスク3
高
低
リスク

TCHリスク2以上は是正が必要

顎関節症はもちろん、口の中のあらゆるトラブルを防ぐために、歯と歯の接触時間を減らしていくことが必要です。

とくにTCHリスク2以上と判断される場合には、できるだけ早く、TCHコントロールに取り組みましょう。

TCHリスク1 生活改善でさらにリスクを下げられる

現在、顎関節症や口の中のトラブルがなければ、TCHによる問題が起きる危険性は低いと考えられます。

ただし、生活のしかたによっては、だれでも歯の接触時間が長引くおそれがあります。TCHをまねきやすい生活スタイルを知り、改善することで、さらにリスクを減らすことができます（→第4章）。

TCHリスク2 自覚がないまま歯の接触が続いている

仕事中やパソコンに向かっているときなどに、歯と歯を接触させている時間が長くなっていると考えられます。TCHに対する違和感がないため、これを是正していこうという動機づけが弱いタイプ。コントロールの必要性をしっかり認識することが欠かせません。

今すぐ、TCHコントロールを始めよう！

さまざまなトラブルをまねく可能性が高いか、すでにトラブルが発生している状態。
TCHのコントロールに取り組み、
困ったクセをなくしていきましょう。

TCHリスク3は、現在、顎関節症の症状があるかどうかでさらに2つに大別される

TCHリスク3a 自覚があるぶん取り組みやすいが、再発も多い

顎関節症の症状はおさまっていても、ほかの口腔内トラブルが起きやすくなっている状態。トラブルがあるだけに、自分のクセを自覚しやすく、またそれを改めていくことへの動機もはっきりもちやすいといえます。

一方で、長年にわたる習慣になっているため、TCHを再発しやすい傾向があるので注意が必要です。

TCHリスク3b 顎関節症の症状やかみ合わせ違和感が強い

いずれの症状もTCHが関係している可能性が非常に高いので、TCHのコントロールに取り組みましょう。顎関節症の症状をやわらげるためにリハビリトレーニングを併用します。

かみ合わせ違和感が強い場合には、薬物療法を用いることもあります。TCHをよく知る医療機関を受診することが必要です。

治療方針③

三つのステップでTCHコントロール

TCHがある人、とりわけTCHリスクが2以上の人は、今すぐコントロールしていくことが必要です。三つのステップで、「接触を続けないクセ」をつけ直しましょう。

TCHがあり、TCHリスクは2以上である
36-39ページの手順で確認。さらに前項のTCHリスクも確認

NO

生活改善
生活のなかに関節や筋肉を疲れさせる要因が隠れていることが多い。第4章に進もう

＋

リハビリトレーニング
第5章を参考に、症状に合わせて痛み・動きを改善させる訓練をする

YES

TCHコントロール
3つの手順にしたがって、クセになっている行動を変えていく

＋

生活改善
好ましくない生活習慣は、直接的に関節や筋肉の負担を増すだけでなく、TCHをまねきやすくしていることもある

＋

リハビリトレーニング
TCHコントロールと並行して取り組もう

意識するだけでは逆効果のことも。段階的な「行動変容法」でコントロールする

TCHがあれば真っ先に改善する

TCHがある人は、これをコントロールすることが顎関節症の症状を改善するいちばんの近道。ほかの要因にくらべ、正しくおこなえば確実に改善しやすいというメリットもあります。

意識ではなく行動を変えることで効果が出る

くり返しお話ししてきたように、TCHはあごの関節や筋肉に大きな負担をかける習慣です。上下の歯をつけるクセを改めなければ、たとえ症状がやわらいでも、再発のおそれが高い「隠れ顎関節

手順をふんで進めよう

TCHのコントロールには、「行動変容法」とよばれる段階的な取り組みが必要です。

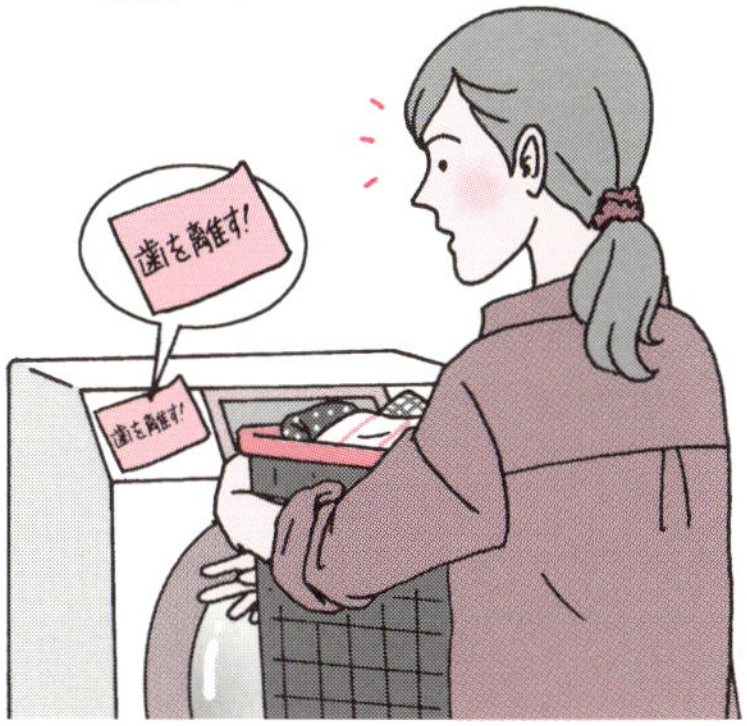

歯を離す!
歯を離す!

▼行動変容法の進め方

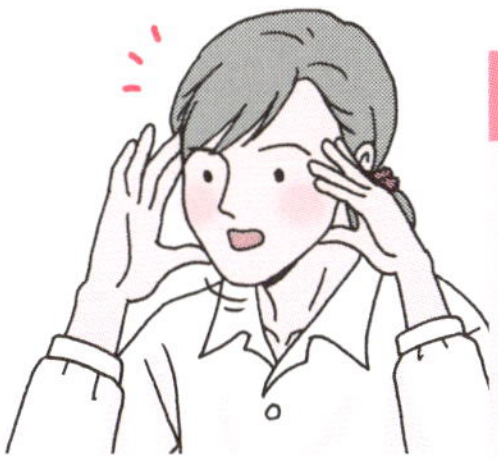

ステップ★1

行動を変えるための動機づけ

自分自身で自分に不利な行動をとっているということを、しっかりと理解する（→52ページ）

ステップ★2

実際に行動を変えていく

好ましい行動を増やすことで、これまでの行動を減らす（→54ページ）

ステップ★3

好ましい行動を定着させる

自分の好ましくない行動に気づき、最終的には無意識のうちに行動が改められるようになる（→56ページ）

約3ヵ月で
TCHがなくなり、症状が気にならなくなっていく

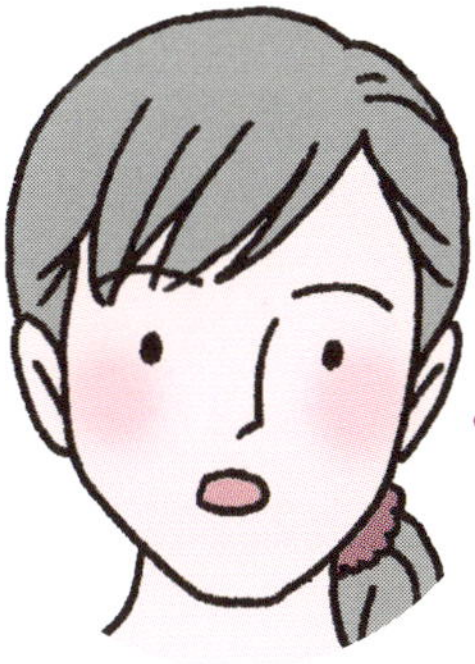

そういえば
最近、あごの症状が
なくなった
みたい……

知らず知らずのうちに、痛みがなくなり、口の開きも気にならない状態になる

症」になる可能性が高いでしょう。

だからといって、「歯を離しておこう」と意識するだけでは、うまくいきません。無理に歯を離した状態を維持しようと、これまで使ってこなかった筋肉を働かせる結果、かえって症状が悪化してしまう人もいます。

意識して歯を離そうとするのではなく、「いつの間にか、歯を接触させる行動をとらなくなっていた」という状態をつくりだすことが大切なのです。

ステップ★1

行動を変えるための動機づけ

触れているだけで起こる変化を確認

「TCHがある」と頭で理解するだけでなく、歯を接触させる行動によって、実際になにが起きているのか、まずはそこをしっかり確認することからスタートです。

指で負担を確かめてみよう

歯と歯を軽く合わせるだけで、筋肉は働き出します。筋肉が働いているさまを、指先で感じとってみましょう。

こめかみとあごのあたりに指を当ててみる

両手を顔の横に置き、
親指を咬筋、
人差し指を側頭筋に
軽く当てる

口を閉じたまま、上下の歯をつけたり、離したりする

食いしばらず、
歯と歯の面が軽く
接触する程度でよい

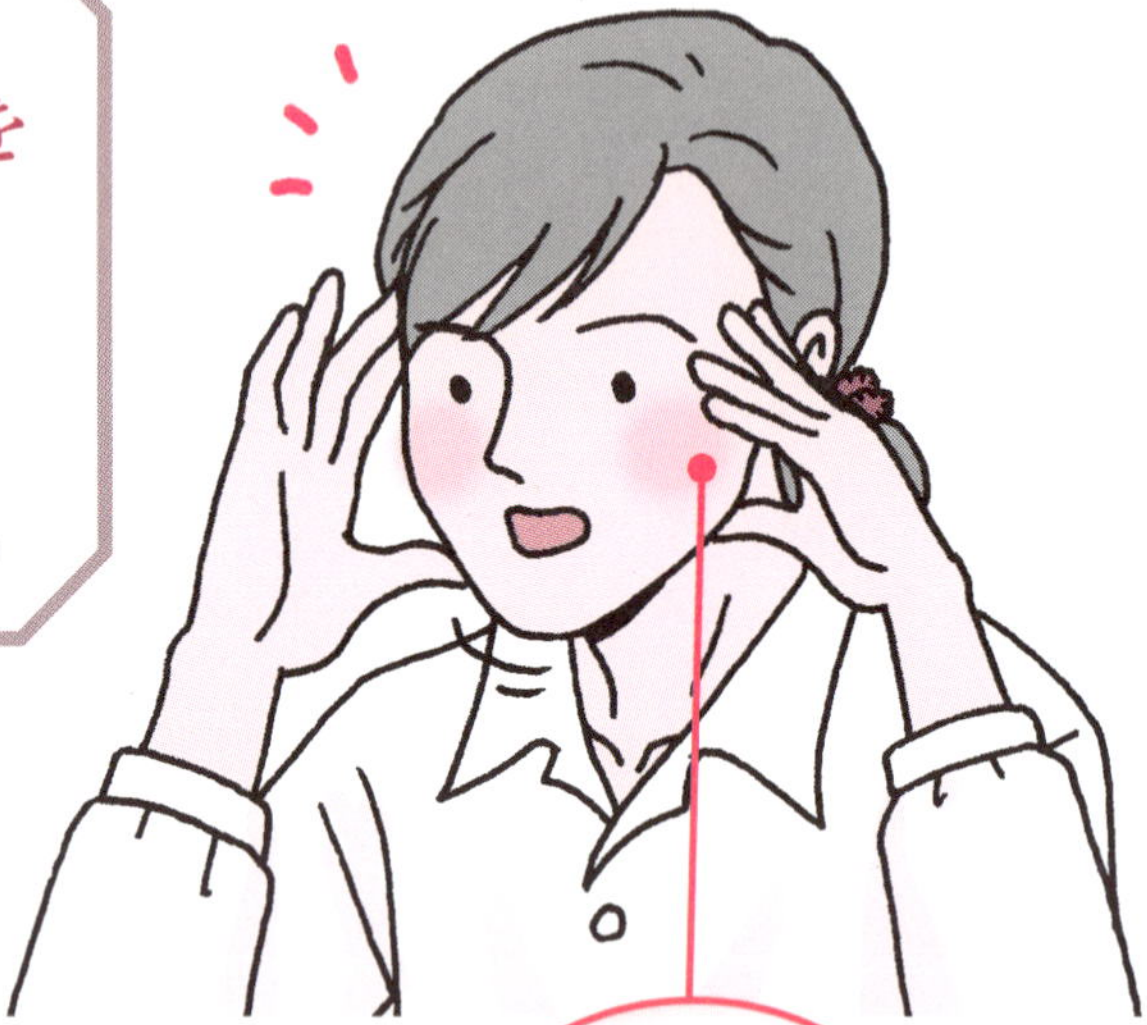

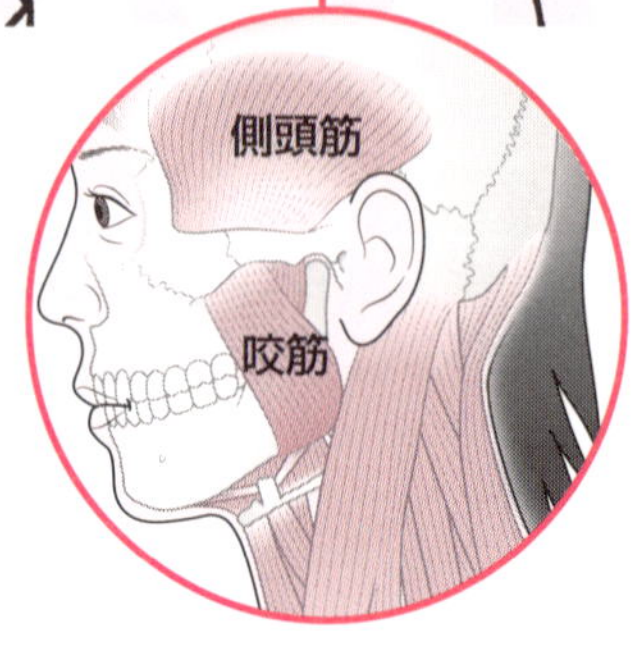

筋肉の動きを指で感じる

筋肉がぎゅっと縮む（収縮する）
様子が指先に伝わるはず。
感じにくいときは、少し強く、
歯と歯を合わせてみると
わかりやすくなる

大切なのはクセへの自覚

「歯を離しておくようにしたほうがよい」と頭でわかっていても、それだけで長年の習慣を改めることはできません。「自分のクセが関節や筋肉に負担をかけているのだ」と、現実を受け止め、クセを自覚することが、行動を変えるためのスタートになります。

1日20分以上、歯を合わせているのは、TCHという好ましくないクセなのだそうだ

本当だろうか!?

でも、よくわからない

じつは、この私にもTCHがあるらしい

ずっと続けていたら、疲れるのも当然だ。これはまずい

あ、でも歯をつけると、筋肉が活動するんだね

つまり、自分自身が気づかないままくり返してきた行動が、自分自身に不利益をもたらしていたんだ！

よし、クセを直すぞ！

「クセを直したい」という気持ちを高める

TCHがある人は、「歯を接触させておくほうが落ち着く」「違和感がない」と感じています。歯を接触させることが関節や筋肉の負担になっているとは、信じがたいという気持ちもあるかもしれません。そこで、上下の歯を合わせたり離したりしたときの筋肉の動きを確かめてみることが必要になってきます。

自分が気づかぬうちにくり返している行動が、体の負担になっていることをしっかり認識すれば、「これはまずい」という気持ちが生まれるはず。行動を改めようという動機になるでしょう。はっきりとした動機があれば、次のステップにも進みやすくなります。

ステップ★2

実際に行動を変えていく

貼り紙をして目にするたびに脱力

TCHがあることを自覚できたら、実際に行動を変える取り組みを始めます。ポイントは「貼り紙」です。貼り紙を、これまでの行動を変えるきっかけにするのです。

力を抜くのは貼り紙に気づいたら

TCHがある人は、歯を接触させていることに違和感がありません。この段階では、歯を合わせている時間がまだまだ長い状態でしょう。

しかし、つねに歯を離した状態を保とうとしないでください。貼り紙に気づいたときだけ力を抜き、歯と歯が離れた楽な状態をつくりだすようにするのが、ステップ2を成功させるポイントです。

貼り紙の枚数が少ないと、脱力する機会も少なくなってしまいます。生活空間のなかに一〇枚以上貼っておき、「気づき」のチャンスを増やすことも大切です。

効果抜群！ 貼り紙法

貼り紙は、TCHによる緊張を解くきっかけとなる重要な小道具。少なくとも10枚以上、用意しておきましょう。

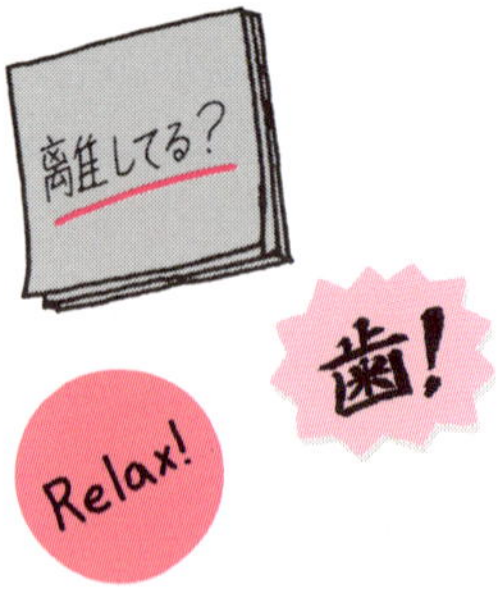

気づきを促す貼り紙を用意する

「歯を離す」などという文字やイラストを書いたメモ、シールを用意しよう

効果をあげる方法は58-60ページへ！

生活空間の10ヵ所以上に貼る

用意したメモ、シールを、家の中や職場で必ず目に入りそうなところや、よく使うものに貼っておく

貼り紙をみたら「あっ!」

貼り紙をしたら、いったん、そのことは忘れてしまいましょう。「歯を離さなければ」という意識も捨ててください。貼り紙に気づいたときだけ、力を抜く。このくり返しが重要です。

貼り紙に気づいたら、そのたびに脱力する

貼り紙を目にしたら、それを合図に力を抜くための行動をとる。脱力する前に、思いきり力を入れ、そのあと一気に緊張を解くのがポイント

両肩を耳につけるつもりで、ギューッと引き上げる。歯と歯が接触した状態でよい

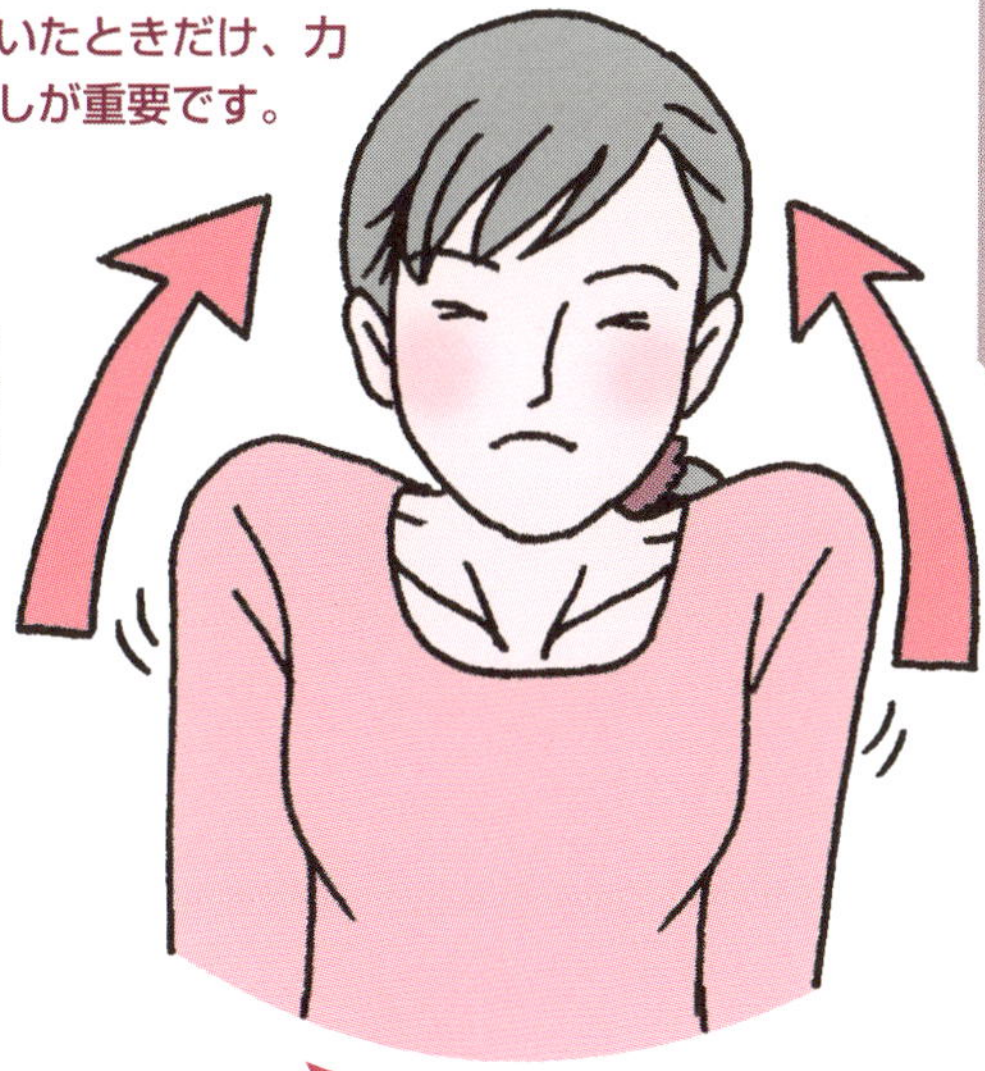

「あっ」と小さな声とともに、一気に力を抜く。ダラーンとリラックスした状態になる

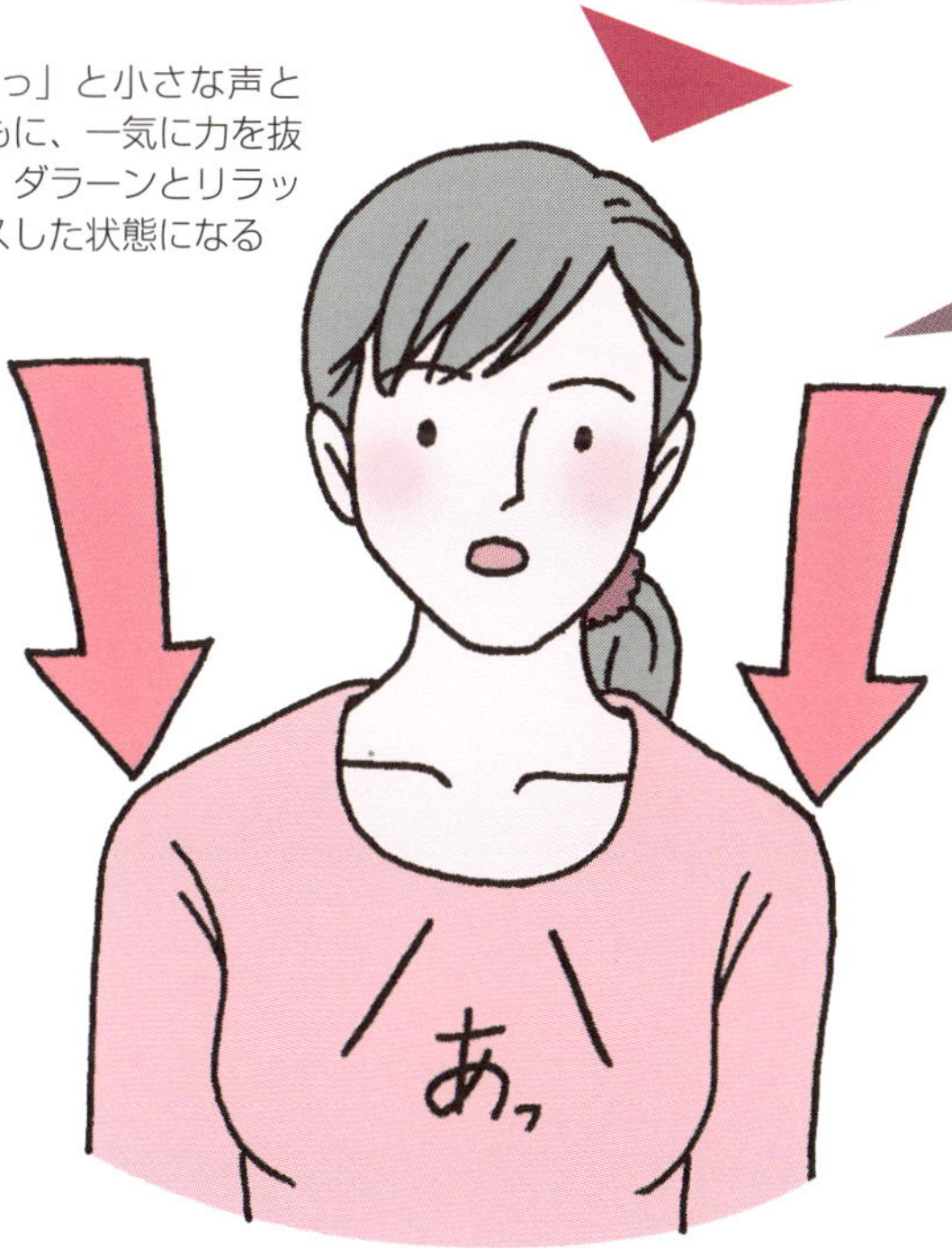

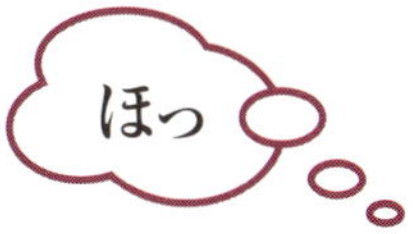

人目が気になるなら息を吐き出すだけでOK

職場など、「ほかの人がいるところで声をあげるのは、ちょっと恥ずかしい」というときもあるでしょう。その場合は声を出さなくてもかまいません。短く、一気に息を吐き出すようにします。

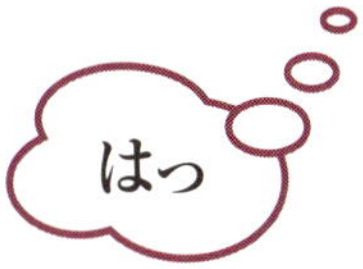

ステップ★3

好ましい行動を定着させる

歯の接触に気づいて離せる

貼り紙法をくり返すうちに、歯の接触に対して違和感を覚えるようになってきたらゴールは間近。ＴＣＨへの気づきが、新しい習慣へと導いてくれます。

「気づき」が得られればOK

ステップ2とステップ3はゆるやかにつながっています。貼り紙を見なくても、歯の接触に気づけるようになったら、ステップ3に入ったと考えてください。

ただし、完全に症状がなくなるまでは、貼り紙もそのままにしておきましょう。

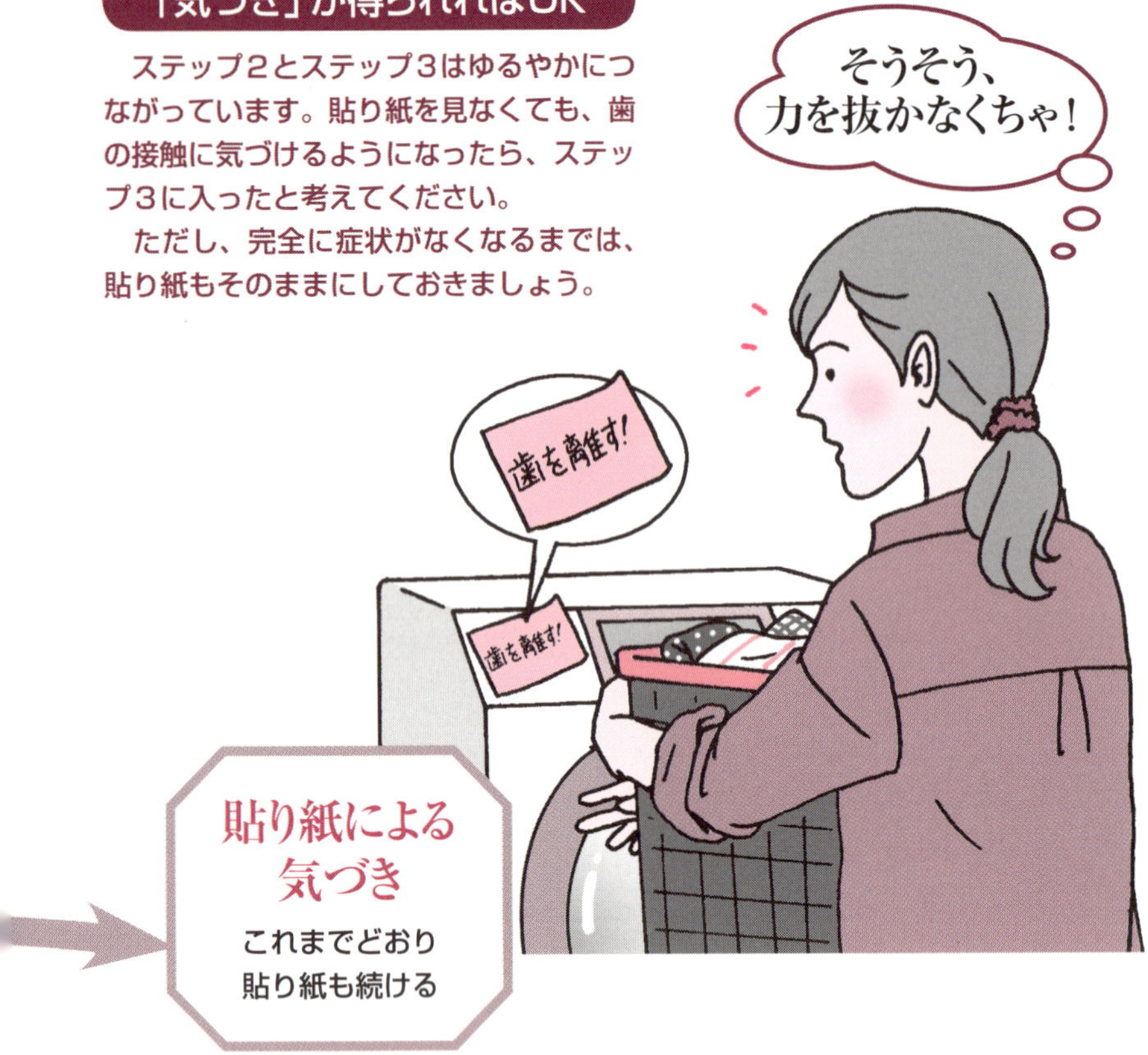
そうそう、力を抜かなくちゃ！
歯を離す！
歯を離す！
貼り紙による気づき
これまでどおり貼り紙も続ける

無理に「気づこう」と焦らない

「貼り紙を目にする→脱力する」という行動をくり返していると、これまでは当たり前すぎて自覚できなかったＴＣＨに違和感を覚えるようになるでしょう。歯を離しているほうが自然で無理がない状態だと体がわかってくるからです。

歯と歯が触れ合った状態が続くと、「あ、いま歯を合わせていた」と気づけるようになります。接触から気づきまでの時間はどんどん短縮していくはず。最終的には、「歯が接触していた」と意識する前に、歯が離れるようになります。こうして、ＴＣＨのコントロールが可能になるのです。

くっついている瞬間があってもよい

歯と歯は、「つねに離していなければいけない」というものではありません。長時間に及ぶことが問題なのです。「気づくたびに離す」ということをくり返していれば、負担にはなりません。

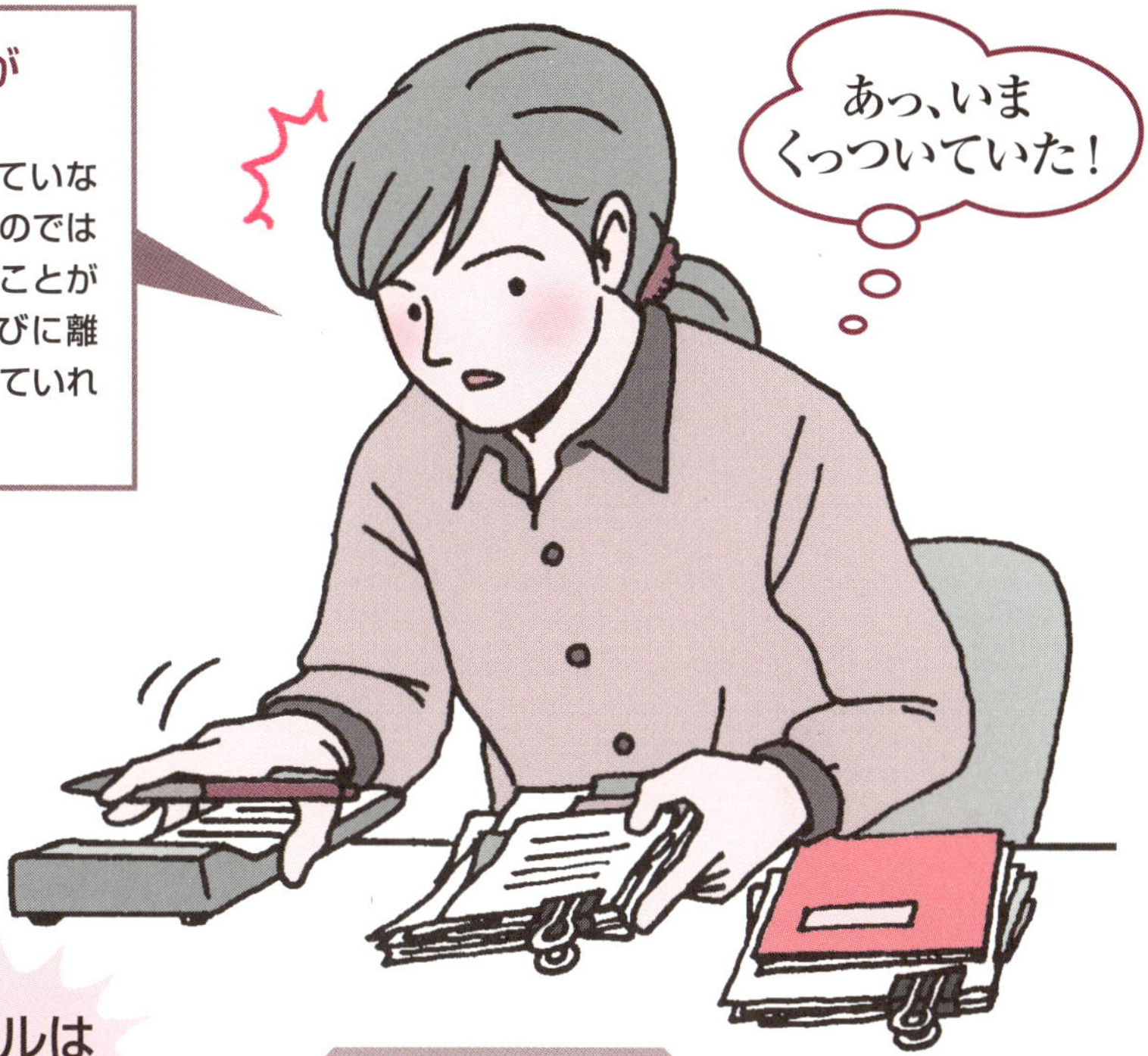

ゴールは近いっ！

自分自身の感覚による気づき

貼り紙が目に入っていないときでも、歯の接触による違和感、筋肉の軽い疲労感に気づいたときには力を抜く

くり返す

条件反射で離せるようになる

熱いヤカンに指が触れたとき、「離そう」と思う間もなく反射的に指が離れるように、歯を接触させることに違和感を覚えるようになれば、接触が起きると反射的に歯が離れるようになります。「歯が離れた状態」が、新たな習慣として獲得されたことになります。

効果を高める
貼り紙
アイデア

お気に入りのメモをつくって貼ろう

TCHコントロールで重要なカギを握る貼り紙。
「気づき」へのきっかけになるように、
自分なりに工夫してみましょう。

文字でもイラストでもOK

貼り紙は「気づき」を促すだけのもの。
文字や言葉に大きな意味はありません。
「人にみられると恥ずかしい」と思うなら、
マークのような絵でもかまいません。
自分が目にしたときに「はっ」と気づき、
「あっ」と力を抜くきっかけに
なるものであれば、なんでも
OKです。

▼言葉のヒント

歯を離す

離してる？

歯っ！

リラックス！

HA! AH!

はなしていこ〜ぜ

付箋やシールに手書きで文字を書くのでも、パソコンで打った文字をプリントするのでもよい

▼イラストのヒント

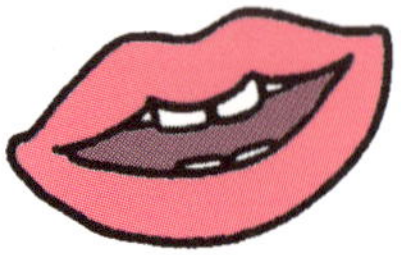

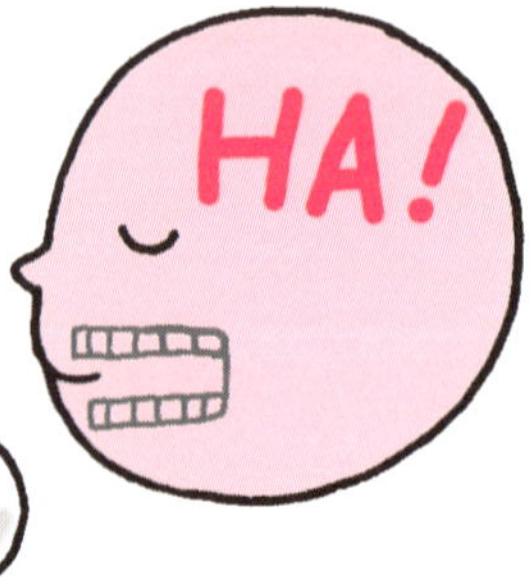

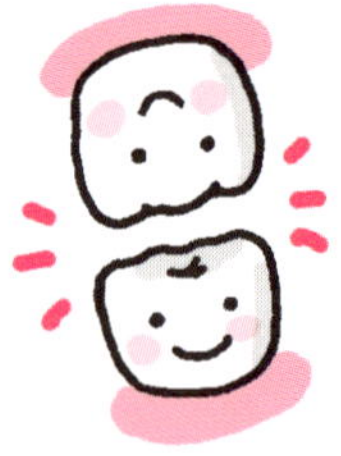

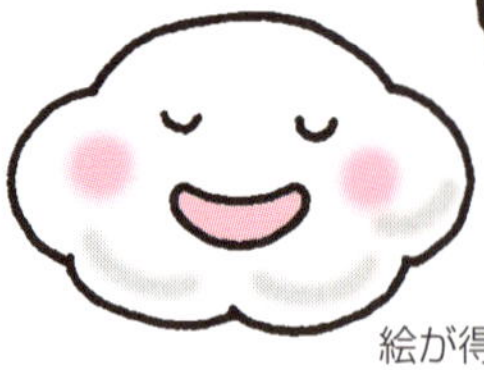

絵が得意な人は、自分なりの「歯を離すマーク」をつくってみよう

付箋やシールは色をそろえて

言葉やイラストを書いた付箋やシールは、すべて同じ色にしてみよう。色鮮やかな、目立つものを選ぶと目にとまりやすい

同じものを10枚以上用意する

いろいろ工夫してつくりたくなるかもしれませんが、貼り紙をするときにはすべて同じ形状のものにするのが、貼り紙法を成功させるコツ。

貼り紙に書かれた言葉を読んだり、イラストの意味を考えたりする間もなく、目にした瞬間に「はっ」と気づくことが大事だからです。

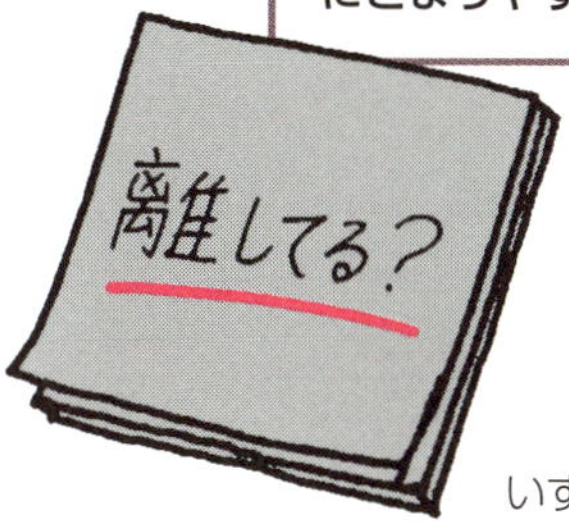

いずれか１種類に

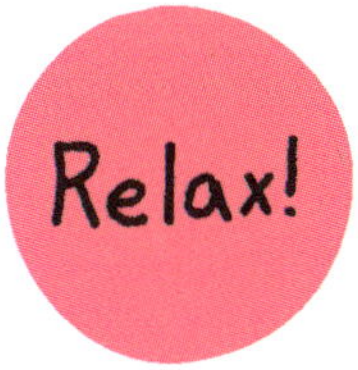

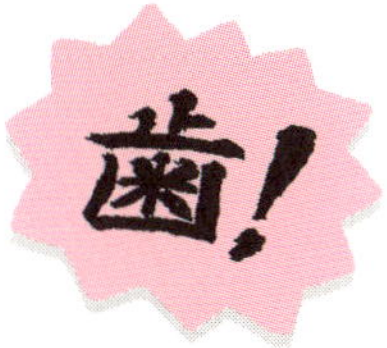

色を変えるだけでも感じが変わる

言葉やイラストは同じでも、付箋やシールの色を変えるだけで、目に飛び込んでくるようになる

目が慣れてしまったら違うデザインに変更

目立つものを用意していても、貼り続ければ風景の一部に溶け込んでしまい、見過ごしてしまいやすくなります。

見落としが増えていると感じるようになったら、デザインを一新して、すべて新しいものに替えてみましょう。

効果を高める
貼り紙
アイデア

▼貼る場所のアイデア

- ●パソコンのモニターのまわり
- ●携帯電話、スマートフォン、タブレット端末など
- ●愛用のマグカップ
- ●電気スタンド
- ●自動車のダッシュボード
- ●机の引き出し
- ●洗面所の鏡
- ●洗濯機のフタの部分
- ●冷蔵庫
- ●台所の壁や窓
- ●電気炊飯器のフタ
- ●掃除機の持ち手

など

よく行くところ、長く過ごすところに

自分の行動パターンを思い出してみましょう。必ず利用するところ、長い時間、過ごすところはどこでしょうか？　そこを中心に、ありとあらゆる場所に貼り紙をしておきます。

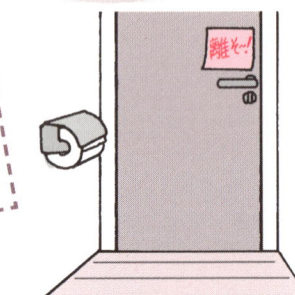

トイレのドアの内側など、必ず目に入るところに貼っておくのもおすすめ

よく使うものに

日常的に使っているもの、必ず持って出かけるものに貼っておくのもおすすめです。とくにTCHが起こりやすいのは、パソコンなど、電子画面に向かっているとき。職場では、パソコンの周囲に貼っておくとよいでしょう。

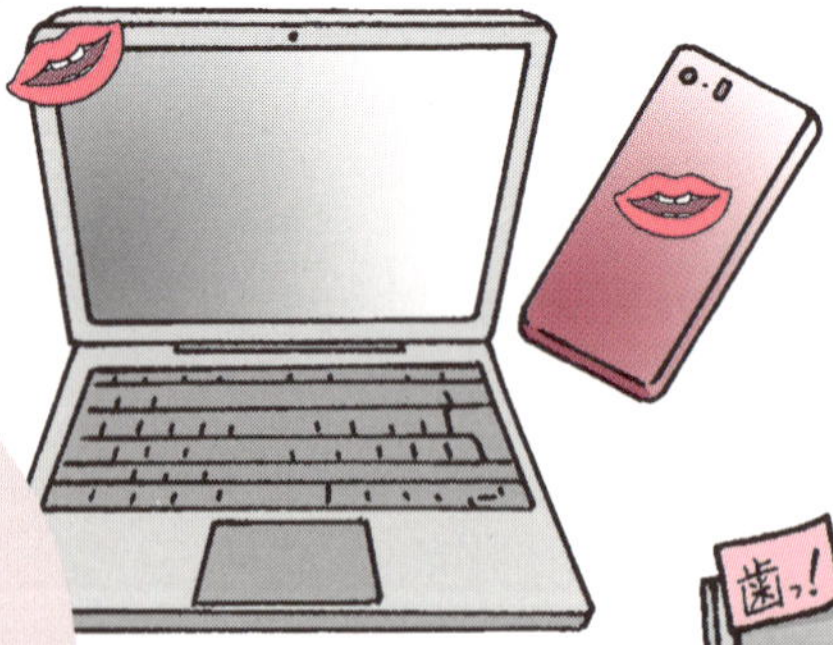

貼り終えたらいったん忘れる

「貼り紙などしなくても、歯をつけなければいいのだ」と思うかもしれませんが、「歯が接触しているかどうか」をつねに気にしているのでは、新たな習慣は獲得しにくいもの。いったんTCHのことは忘れ、貼り紙を見たときだけ、力を抜くようにしましょう。

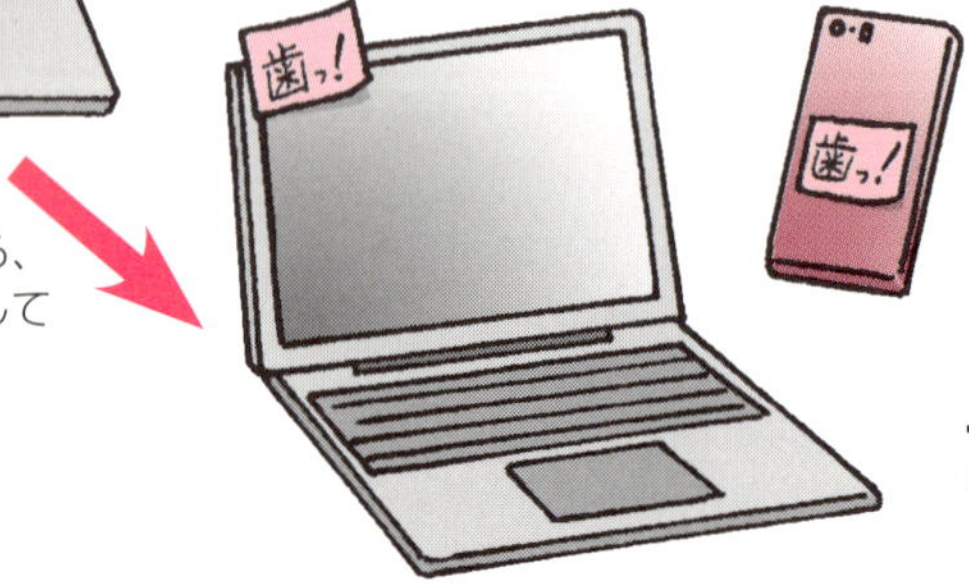

目が慣れてきたら、デザインを一新して貼りかえよう

4

TCHをまねきやすい生活を見直す

ふだん何気なくくり返している行動や習慣が、
あごの関節や筋肉の負担を大きくしていることがあります。
こうした行動や習慣は、TCHを引き起こす温床にもなります。
あなたの毎日の生活のなかに、直接的、間接的に
顎関節症の改善を阻む要因が隠れているかもしれません。

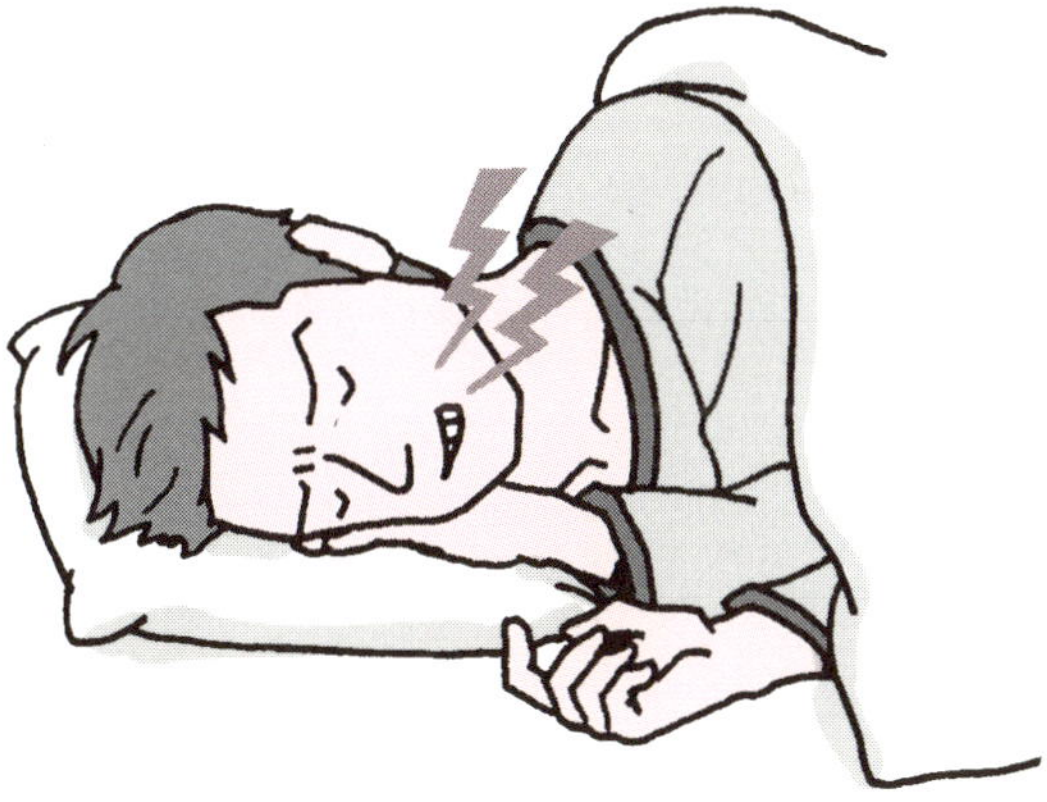

TCHと生活習慣

一生懸命なときほど起きやすい

ものごとに懸命に取り組むさまを「歯を食いしばってがんばっている」などと表現しますが、まさにそのとおりのことが、口の中で起きています。

食いしばりやすい作業

なにかの作業に一心不乱になって取り組んでいるときは、上下の歯を軽くかんでいることがよくあります。

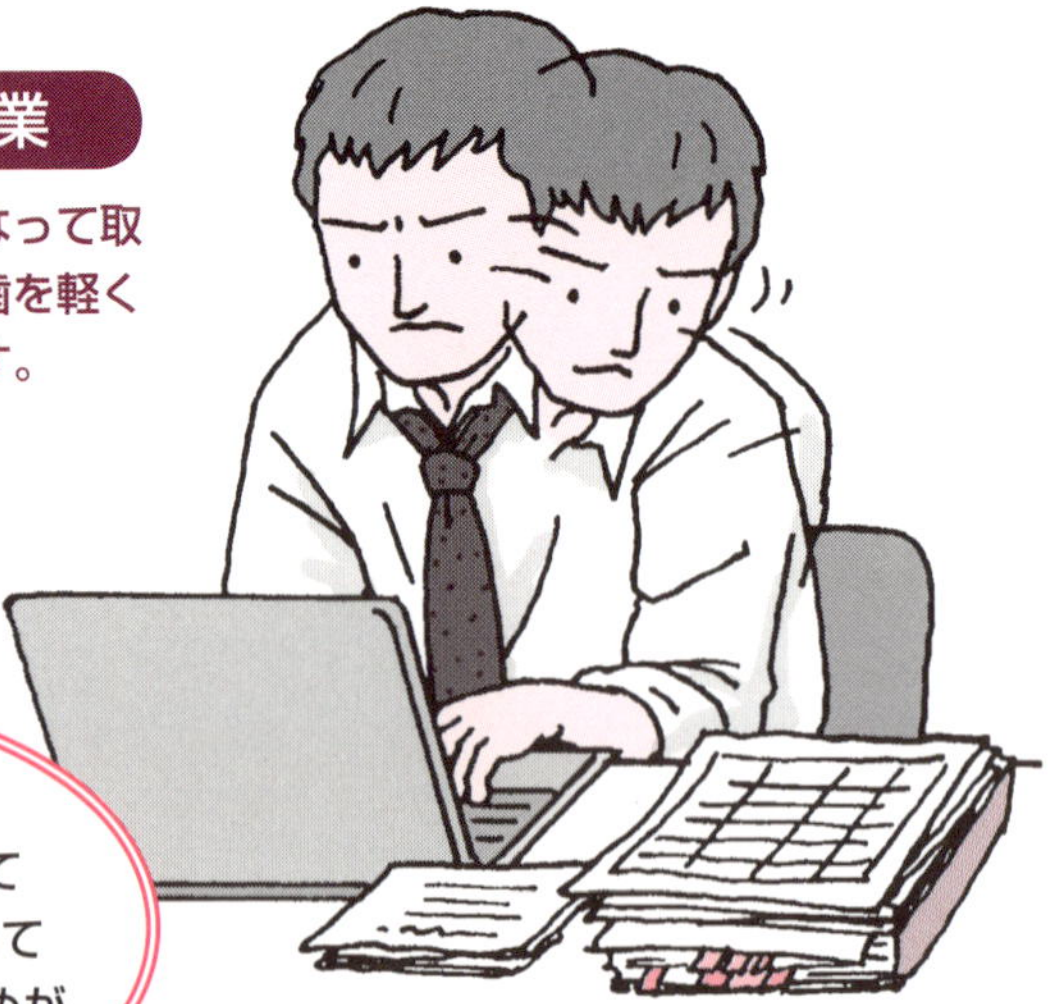

精密作業に従事している人は TCHの保有率が高い（→35ページ）

パソコン作業

パソコンなどに向かって日常的に作業をおこなっているときも、歯のかみしめが起こりがちです。

精密・精緻な作業

細かな数字を扱う作業や、ミスが許されない仕事は集中力が要求されます。集中して仕事をしているとき、多くの人は気づかぬうちに歯をかみしめています。

毎日の家事

炊事、洗濯、掃除など、家事の多くは一人で黙々とこなすもの。下を向き、力を入れる仕事も少なくないため、上下の歯の接触が起こりがちです。

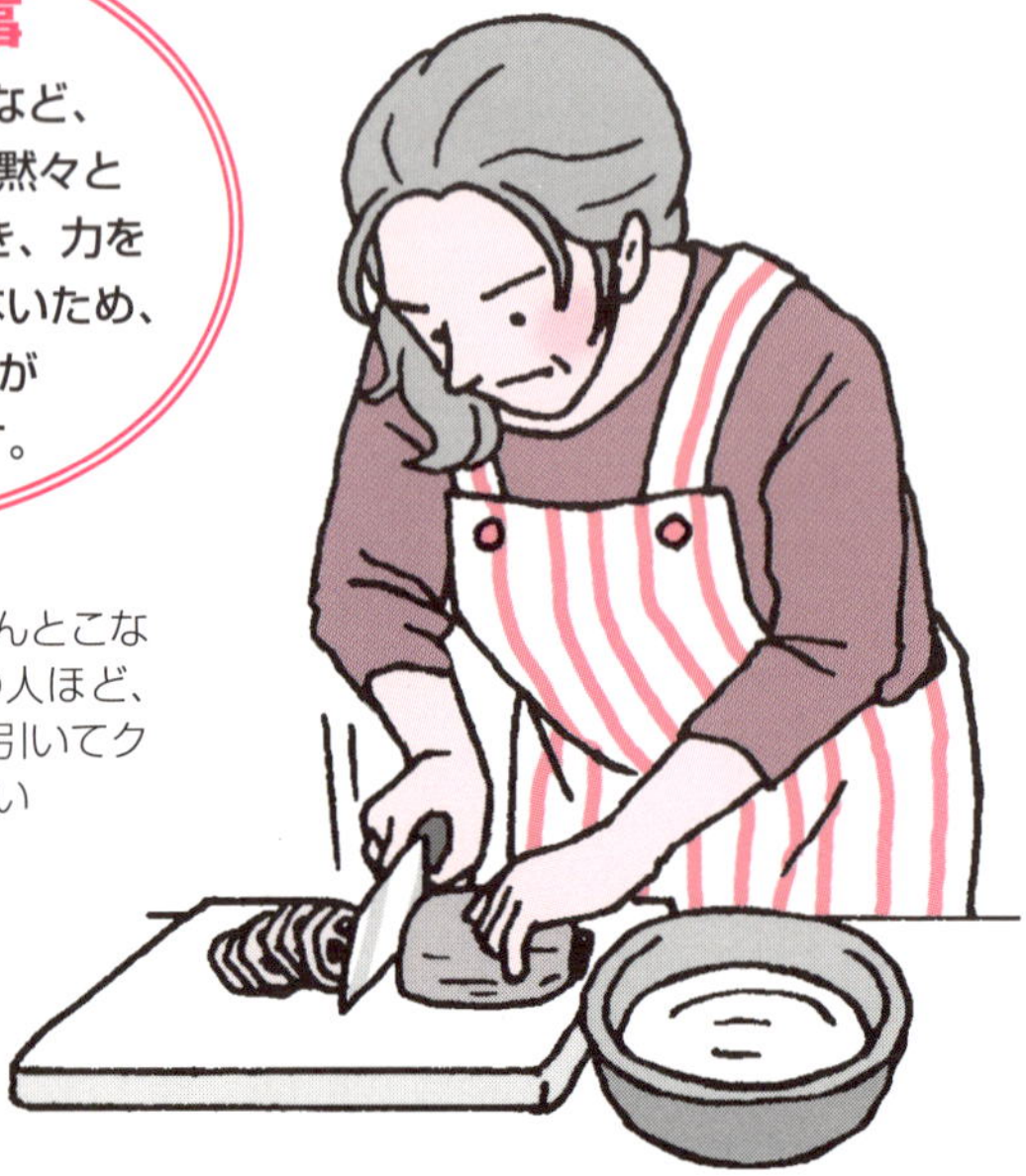

なんでもきちんとこなす完璧主義の人ほど、接触時間が長引いてクセになりやすい

歯をかみしめることはだれにでもある

手足に力を込めてなにかしようとするとき、歯と歯が離れた状態では全力を出せません。口元をぎゅっと緊張させることで、体全体に力が入ります。

なにかに夢中になっているときにも、同じことが起きます。歯と歯をかみしめることで緊張感が高まり、目の前の作業に集中できるわけです。

大切なのはクセにしないこと

ただ、歯をかみしめた状態が長く続くと、それがクセになってしまうことがあります。TCHがさまざまな問題を起こすことは、すでにお話ししたとおりです。

過度に緊張が高まると、かえって作業効率が下がってしまうことにもなりかねません。集中して取り組んでいるときこそ、脱力する機会をつくることが必要です。

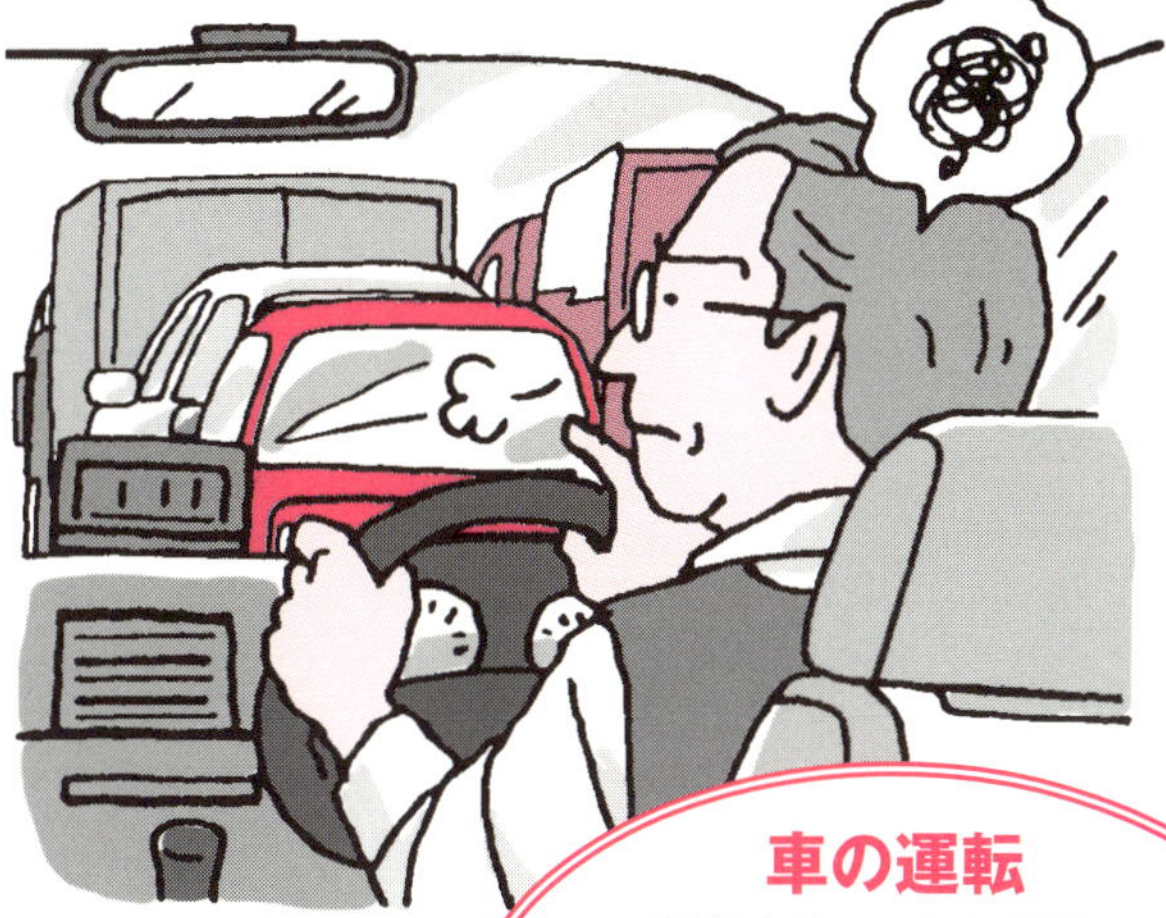

同じ姿勢が続くため、筋肉の緊張もまねきやすい

車の運転

運転中は、つねに周囲に気を配り、安全確認が欠かせません。知らず知らずのうちに、ぐっと力が入っていることがあります。

受験勉強

顎関節症の発症は思春期後半から目立ちはじめます。受験勉強などで、長時間机に向かうことが増えること、精神的なストレスなども影響していると考えられます。

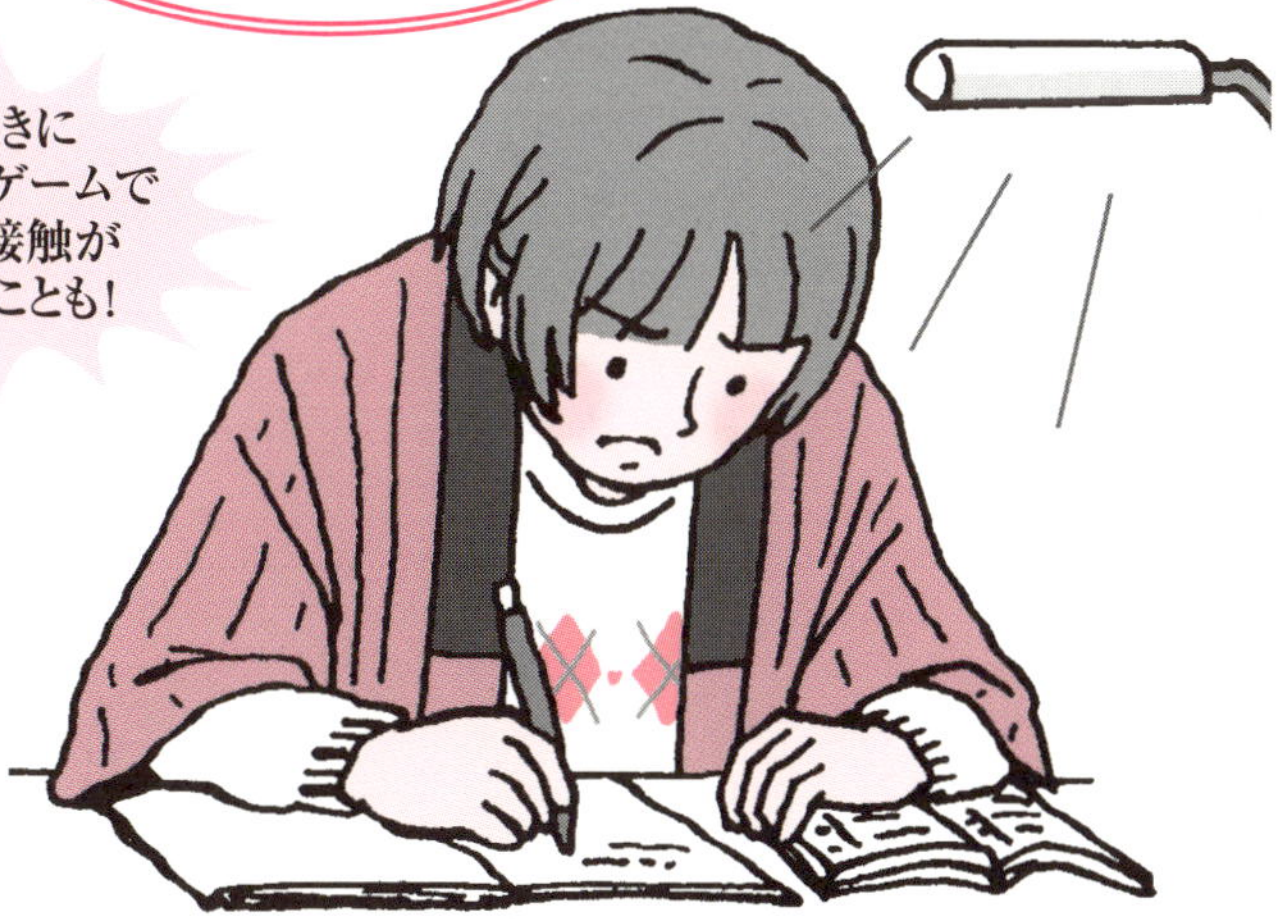

息抜きにおこなうゲームでさらに接触が長引くことも！

作業中の注意

長時間の作業は意識的に休みを入れる

集中力を発揮しなければならないときに、歯のかみしめが起きやすいのはさけようがありません。だからこそ、意図的に緊張をほぐすために休みをとる必要があります。

無理な計画は立てない

肉体的な疲労感が軽い作業は、ついつい「これくらいなら大丈夫」と、過密なスケジュールを組んでしまいがち。

休みなく同じ作業を続けることで、TCHを起こしやすくしたり、歯の接触の長時間化をまねいたりするおそれがあります。

車での長距離移動は休みながら

長時間、車を運転する場合には、こまめに車をとめて休憩をとりましょう。

デスクワークも休みが必要

とくにパソコン画面に向かっているときには、知らないうちに長時間が経過していることも。30分～1時間に1回は作業を中断し、リラックスする時間をつくりましょう。

立ち上がって、軽く体を動かす

車の運転も、デスクワークも、座ったままの姿勢が続きます。休憩をとるときは立ったり歩いたり、軽く体操をしたりして、筋肉の緊張をほぐすことを心がけましょう。

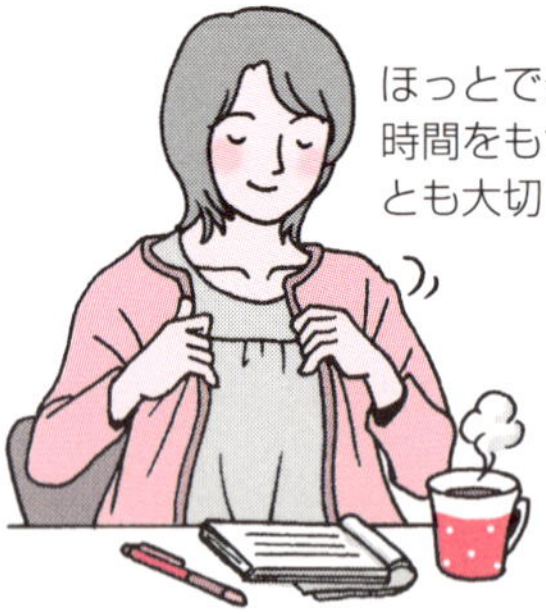

▶年々増える受診者数

東京医科歯科大学顎関節治療部を訪れた患者数の推移。年々、患者数が増えている背景には、施設の存在が広く知られてきたということばかりでなく、急速なIT化の進展による職場環境の変化も影響していると考えられている

資料提供／東京医科歯科大学歯学部附属病院　顎関節治療部

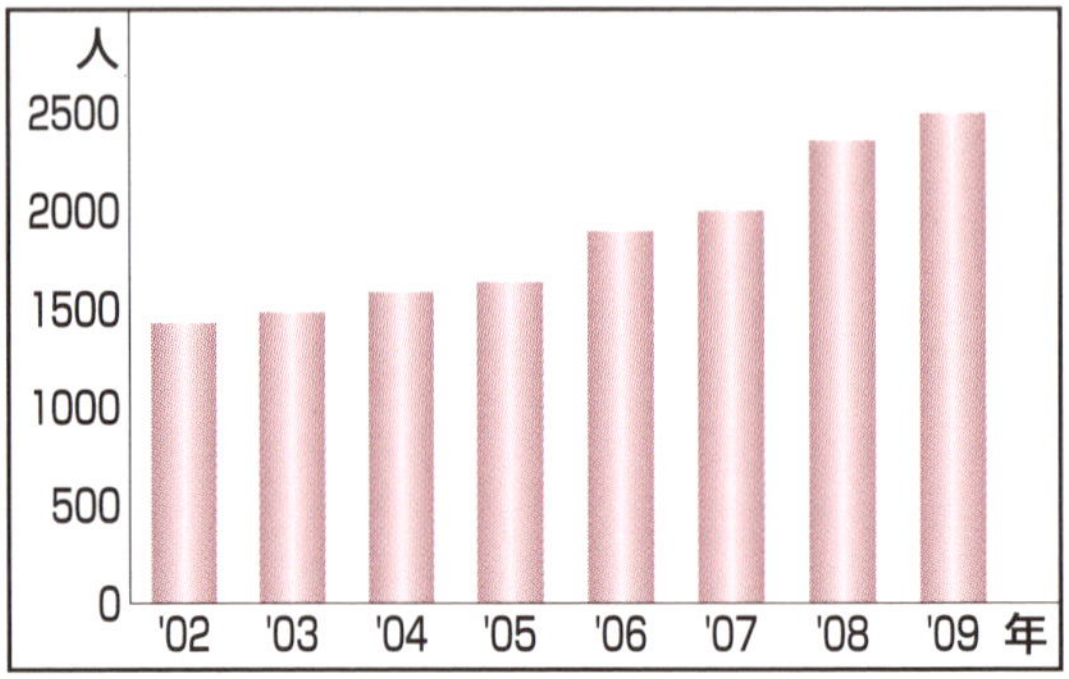

肉体的な負担が少ない作業ほど注意

肉体的な負担が少ない作業は、休みなしに長時間、続けてしまいがち。その間、歯と歯の接触が起きていれば、当然、あごの負担も大きくなってしまいます。

自分で意図的に作業時間を区切ることが、TCHを防ぎ、症状の悪化を防ぐ大きなポイントです。

とくに影響が大きいパソコン作業

近年、顎関節症の症状を訴えて受診する人は増加傾向にあります。その一因として、パソコンの普及が大きく影響しているのではないかと指摘されています。

実際、パソコンの使用時間が長い人ほど、顎関節症の症状をもつ人が多いと報告されています。また、日中、どんなときに歯の接触に気づいたかを調べたアンケートでは、「パソコン作業中」という答えがもっとも多かったという報告もあります。

肩こりをほぐす

休憩時間には、体をほぐしましょう。肩や首の筋肉の緊張をほぐすことでリラックス。あごの筋肉の緊張もゆるんできます。

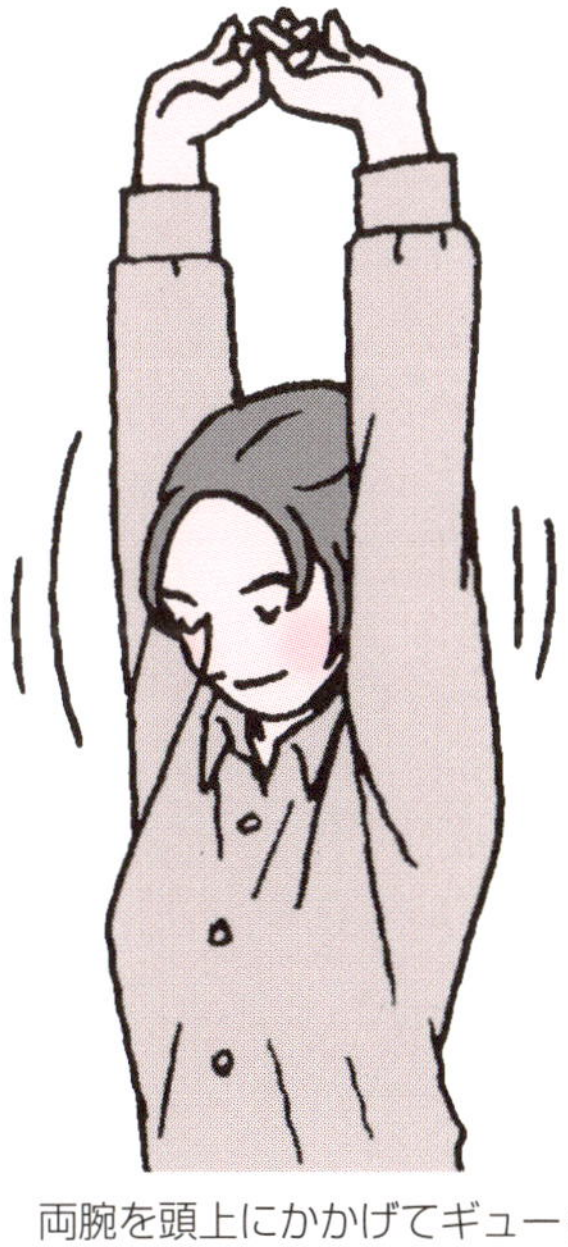
背すじを伸ばす

両腕を頭上にかかげてギューッと伸ばし、一気に力を抜く

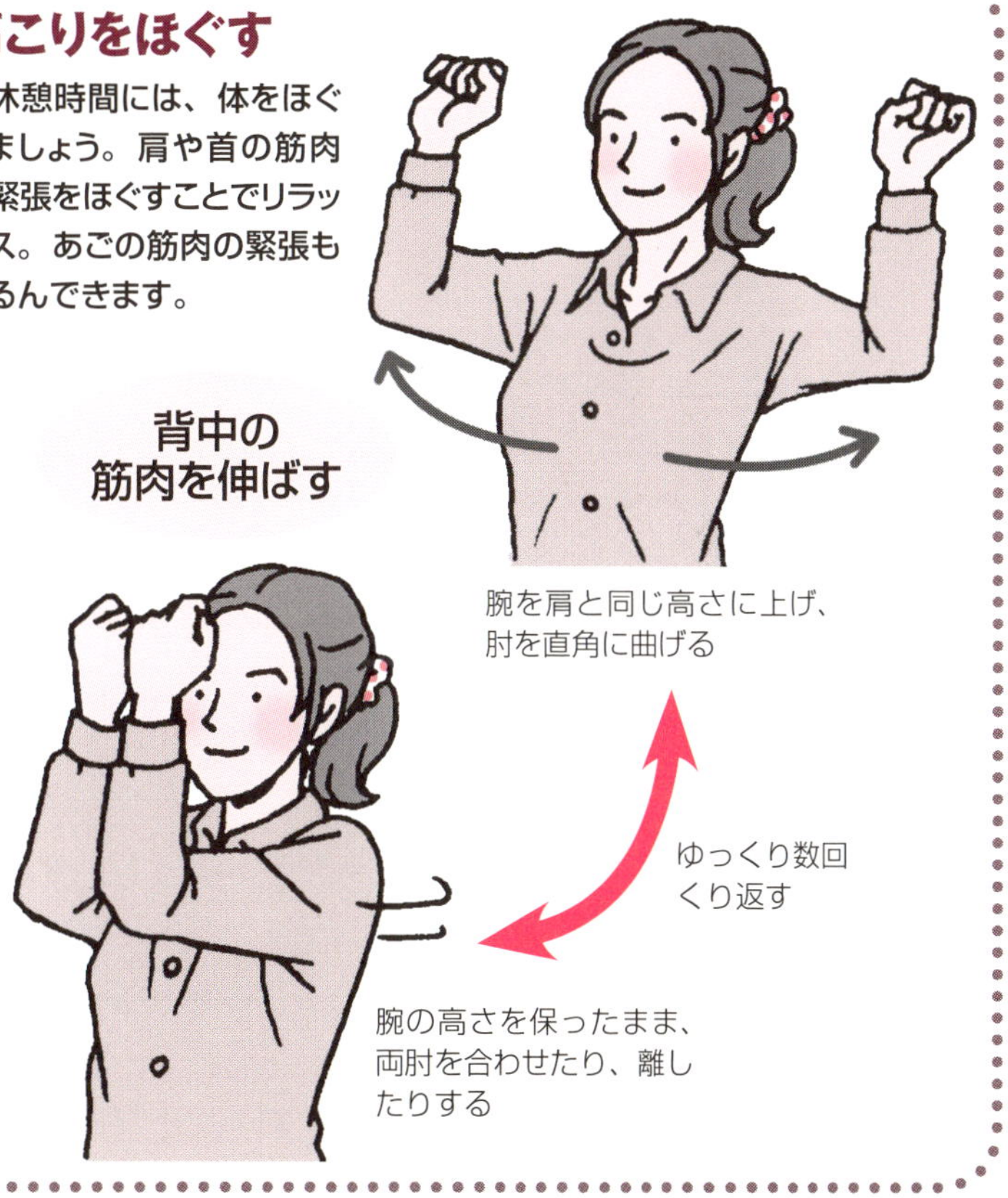
背中の筋肉を伸ばす
ゆっくり数回くり返す

腕を肩と同じ高さに上げ、肘を直角に曲げる

腕の高さを保ったまま、両肘を合わせたり、離したりする

姿勢の改善

習慣化した姿勢を見直してみよう

ふだん、どんな姿勢で過ごしているでしょうか？　姿勢の悪さが顎関節症の症状を引き起こしたり、長引かせたりする要因になっていることもあります。

姿勢の悪さが疲れのもとに

姿勢が悪いと一部の筋肉に過剰な負担がかかります。また、あごを突き出した姿勢はTCHをまねきやすくするおそれもあります。背すじをピンと伸ばしたよい姿勢を心がけましょう。

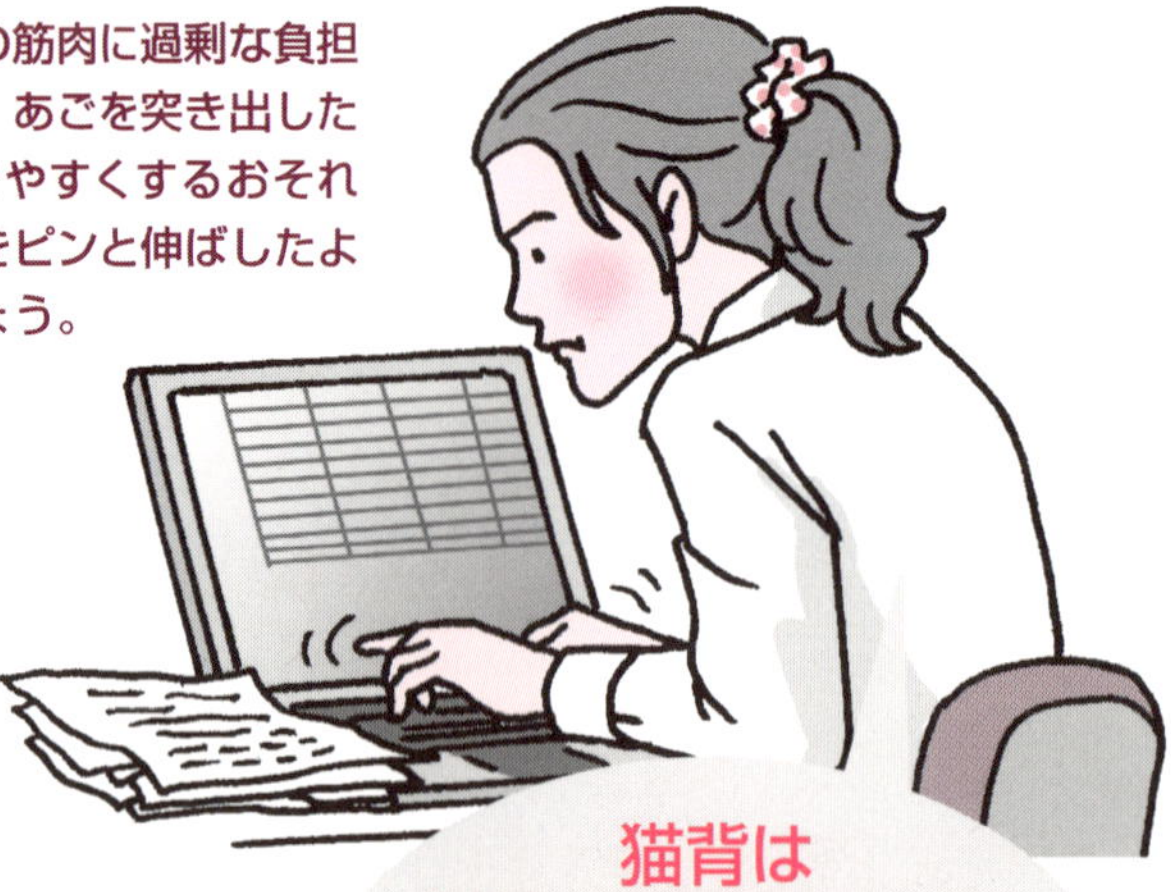

猫背は筋肉の緊張をまねく

背中を丸め、首を突き出した姿勢でのパソコン作業は、顔面や首、肩の筋肉に負担をかける。筋肉がつねに緊張した状態になり、疲れがたまりやすい

頬杖であごは楽にならない

一見、楽な姿勢のようだが、手の圧迫に対抗するために、あごの筋肉は緊張を強いられる

うつぶせでの読書は禁忌

あごを突き出す姿勢になり、顎関節が突き上げられる

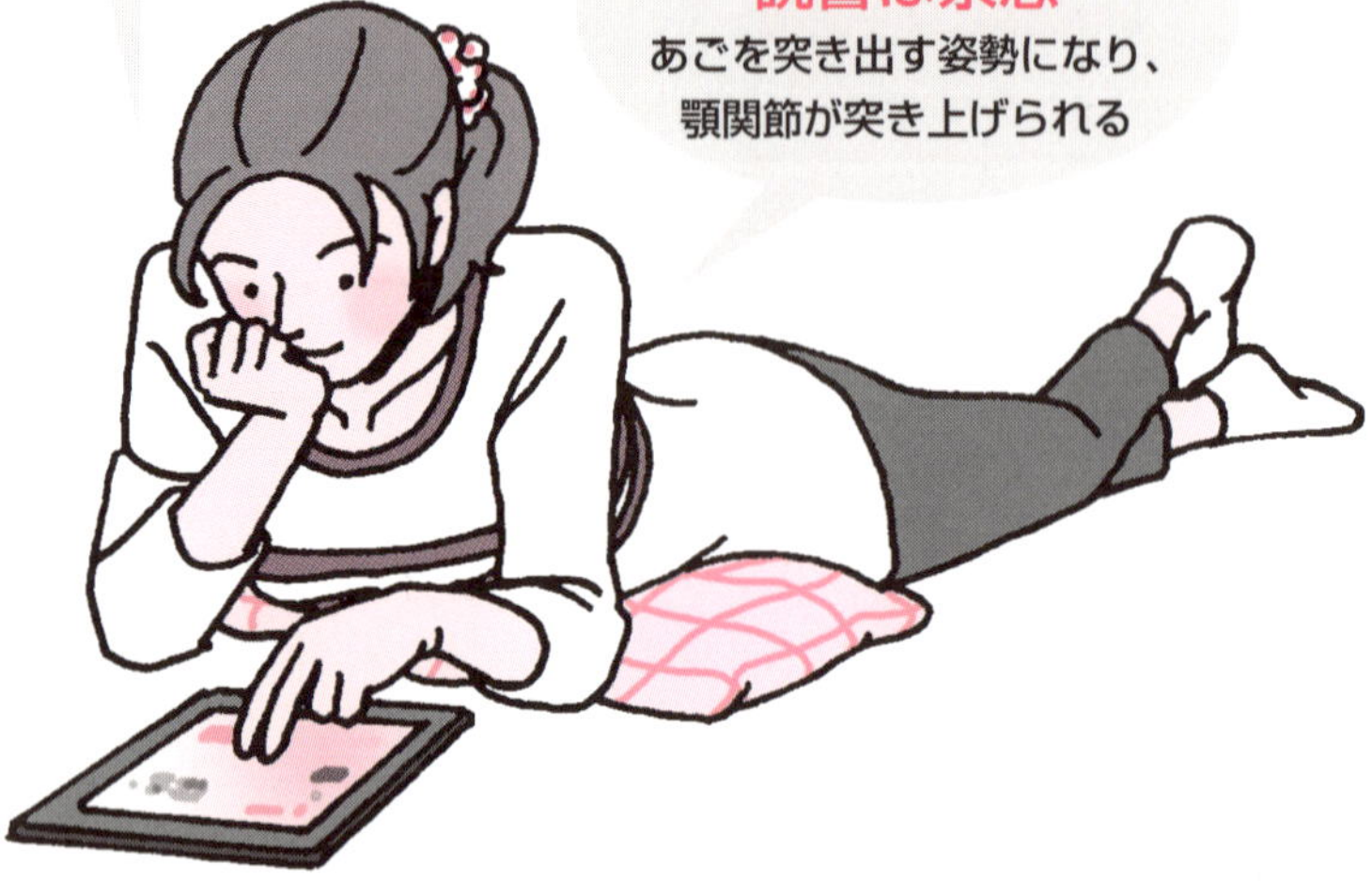

よい姿勢なら負担も軽い

頭は首の真上、首は背骨の真上にくるのがよい姿勢の基本。パソコンに向かうときも、頭のてっぺんが天に向かって引き上げられるようなイメージで、まっすぐな姿勢を保つようにしよう

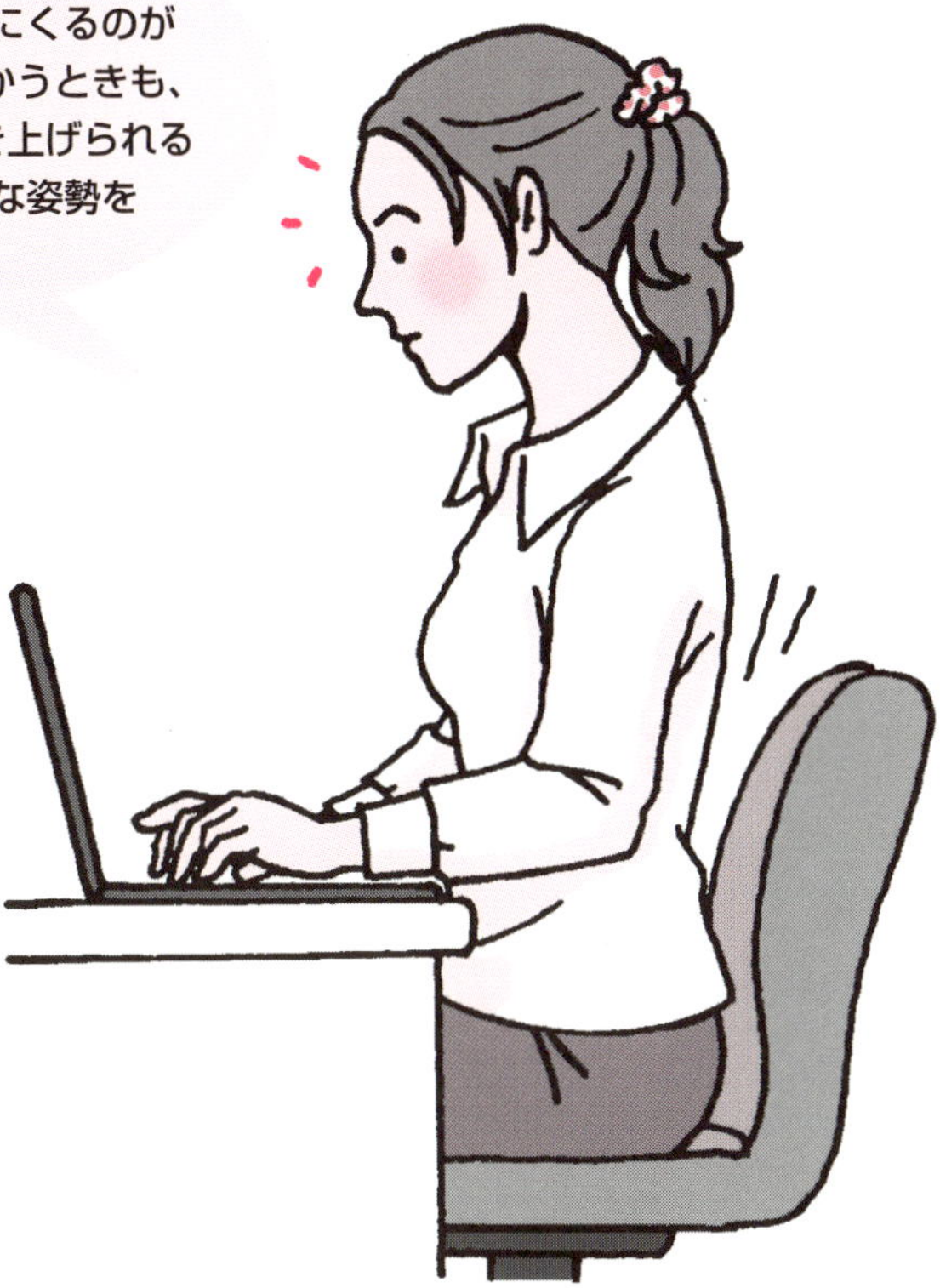

デスクワーク中の動作も見直そう

ふだん、何気なくくり返している動作が、顎関節に負担をかけたり、筋肉の疲労を倍増させたりしていることがあります。

顎関節症の症状があるときはもちろん、症状がおさまったあとも、関節や筋肉の負担を増す動作はさけるようにしましょう。

受話器のもち方は大丈夫？

電話の受話器を肩にはさみ、あごに押しつけるようにして通話すると、下あごの動きが不自然になる。疲労感を強めるだけでなく、顎関節を痛めることもある

ペンや爪をかんでいない？

爪や筆記用具をかむクセは、顎関節への負担を増す。TCHの長時間化にもつながってしまう

姿勢が悪いと歯と歯が接触しやすい

パソコンに向かっているときや、家でくつろいでいるときの姿勢や行動が、顎関節症の症状を強めていることがあります。

とくに首が前に出た、下あごを突き出すような姿勢をとっていると、下顎骨が引き上げられ、自然と上下の歯の接触が起こります。姿勢の悪さが、そのままＴＣＨにつながってしまうわけです。

歯と歯の間の適正な距離を保つためには、姿勢も重要なポイントです。

ストレス対策

心のストレスの軽減より歯を離すほうが楽

顎関節症には精神的なストレスも影響します。不安や落ち込んだ気分のときは、自覚がないまま全身の筋肉が緊張します。筋肉の緊張が顎関節の負担を増やすことになりかねません。

心と体は密接に関連している

精神的なストレスはTCHを起こしやすくします。そのために不快な症状がなかなか改善せず、さらに心の状態を悪化させてしまうおそれもあります。

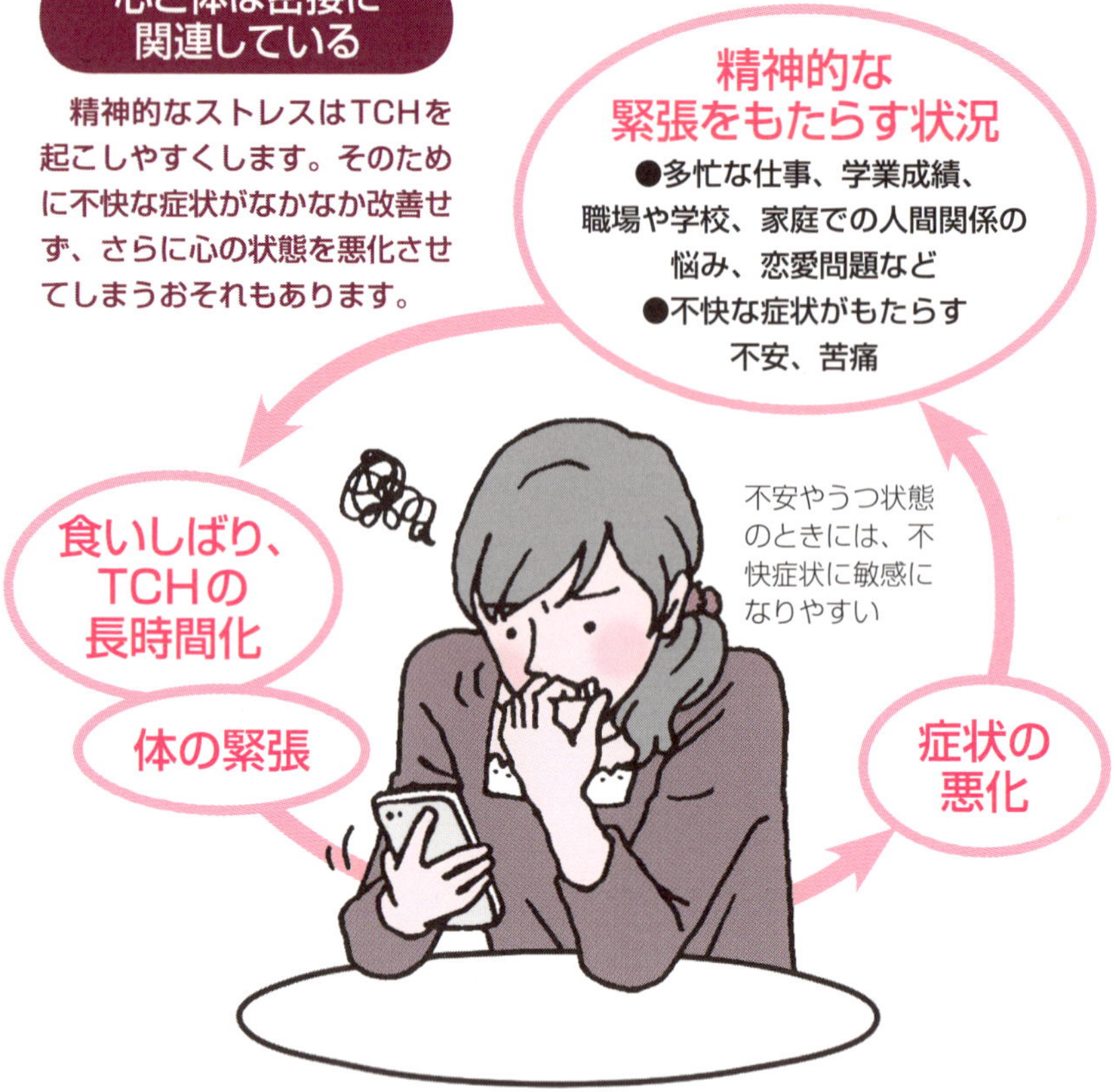

精神的な緊張をもたらす状況
●多忙な仕事、学業成績、職場や学校、家庭での人間関係の悩み、恋愛問題など
●不快な症状がもたらす不安、苦痛
食いしばり、TCHの長時間化
体の緊張
症状の悪化
不安やうつ状態のときには、不快症状に敏感になりやすい

TCHコントロールが好循環を生む

精神的な緊張をまねくもとになる要因は、自分一人の努力では解消することが難しい場合も少なくありません。

自分でできるTCHコントロールで口元の緊張をゆるめれば、余計な体の緊張を緩和できます。心のストレスの影響を最小限に抑えることが可能です。

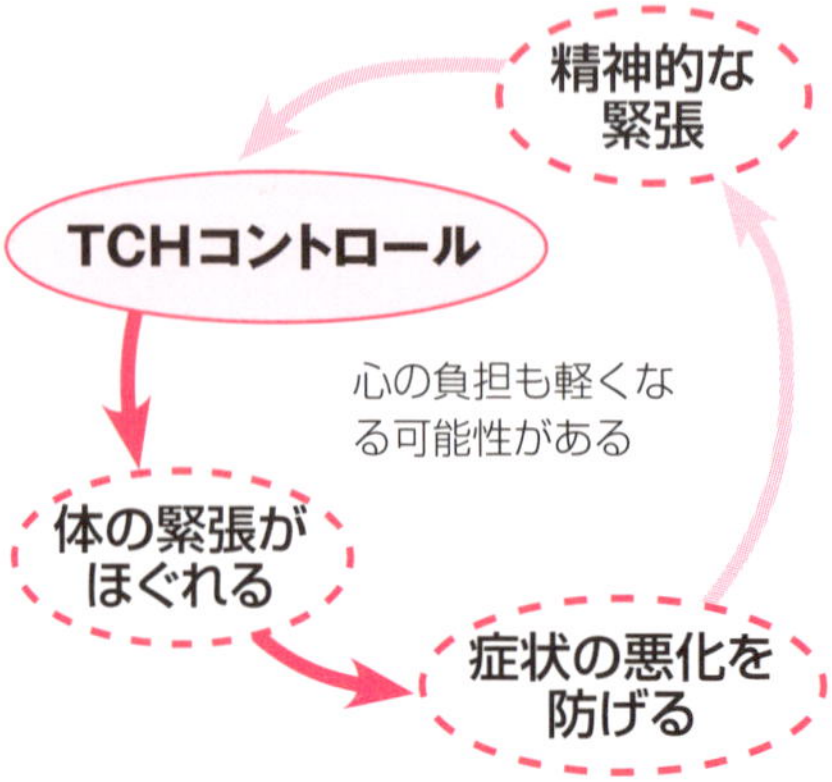

精神的な緊張
TCHコントロール
体の緊張がほぐれる
症状の悪化を防げる
心の負担も軽くなる可能性がある

不安・抑うつ傾向をチェックしてみよう

不安を感じやすかったり、気分の落ち込みが続く抑うつ傾向がみられたりする人は、症状の改善が遅れがち。心の状態をチェックしてみましょう。

(Hospital Anxiety and Depression Scale をもとに作成)

	①とてもよくあてはまる	②少しあてはまる	③あまりあてはまらない	④ほとんどあてはまらない
1. 緊張感を感じることが多い				
2. 以前に楽しんでいたことを今でも同じくらい楽しめる				
3. ひどいことが今にも起こりそうな恐ろしい感じがすることがある				
4. 笑ったり、いろいろなことのおもしろい面を理解したりできる				
5. 悩みごとがよく心に浮かぶ				
6. 毎日、楽しく過ごしている				
7. ゆったりとくつろいだ気持ちになれない				
8. 考えたり、行動したりするスピードが遅くなっているように感じる				
9. なにか怖いような気がして胸がドキドキすることがある				
10. 自分の身なりに注意を払わなくなっている				
11. なんとなく落ち着かず、いつも動き回っていたいような気がする				
12. 将来のことを楽しみにしている				
13. 急に不安におそわれることがある				
14. 良質な本、ラジオ、テレビ番組などを楽しめる				

不安傾向を確かめる項目。①3点、②2点、③1点、④0点で計算

合計　　点

抑うつ傾向を確かめる項目。2、4、6、12、14は、①0点、②1点、③2点、④3点／8、10は、①3点、②2点、③1点、④0点で計算

合計　　点

▼不安傾向、抑うつ傾向ともに、それぞれの合計点は下記のように分類される

■0〜7点：健常な範囲
■8〜10点：不安・抑うつ傾向の疑いあり
■11点以上：不安・抑うつ傾向がある

ストレスが強いときこそTCHコントロールを

顎関節症は、ストレスが強い状況のときに発症することが少なくありません。ただし、ストレスの影響は間接的なもの。直接的には、精神的なストレスがもたらすTCHの長時間化が、症状を強める要因になると考えられます。

気分の落ち込みが長く続く抑うつ傾向のある人は、抑うつ傾向がない人にくらべてTCHの保有率が一・六倍という報告もあります。ストレスを強く感じているときほど、TCHのコントロールが重要といえるでしょう。

食事の注意

「やわらかい食べもの」ばかりでなくてよい

「あごが弱いから」とやわらかいものばかり食べているのでは、あごの耐久力はますます低下してしまいます。症状が落ち着いてきたら、「かためめの食品」にも挑戦しましょう。

症状の改善に合わせて食事内容も変えていく

症状が強く現れているときには、やわらかく煮ためん類などを流し込むように食べているという人も少なくないでしょう。

つらい症状が続くと、症状が改善してきても、「また痛み出すのではないか」と不安になり、症状が強いときと同じような食べもの、食べ方を続けてしまいがちです。けれど、筋肉や関節は、使わなければ衰えていってしまいます。症状の改善に合わせて、徐々にかためめの食品の咀嚼も試みるようにしましょう。

ただし、「かため」といっても程度があります。自分のあごと相談しながら工夫していきましょう。

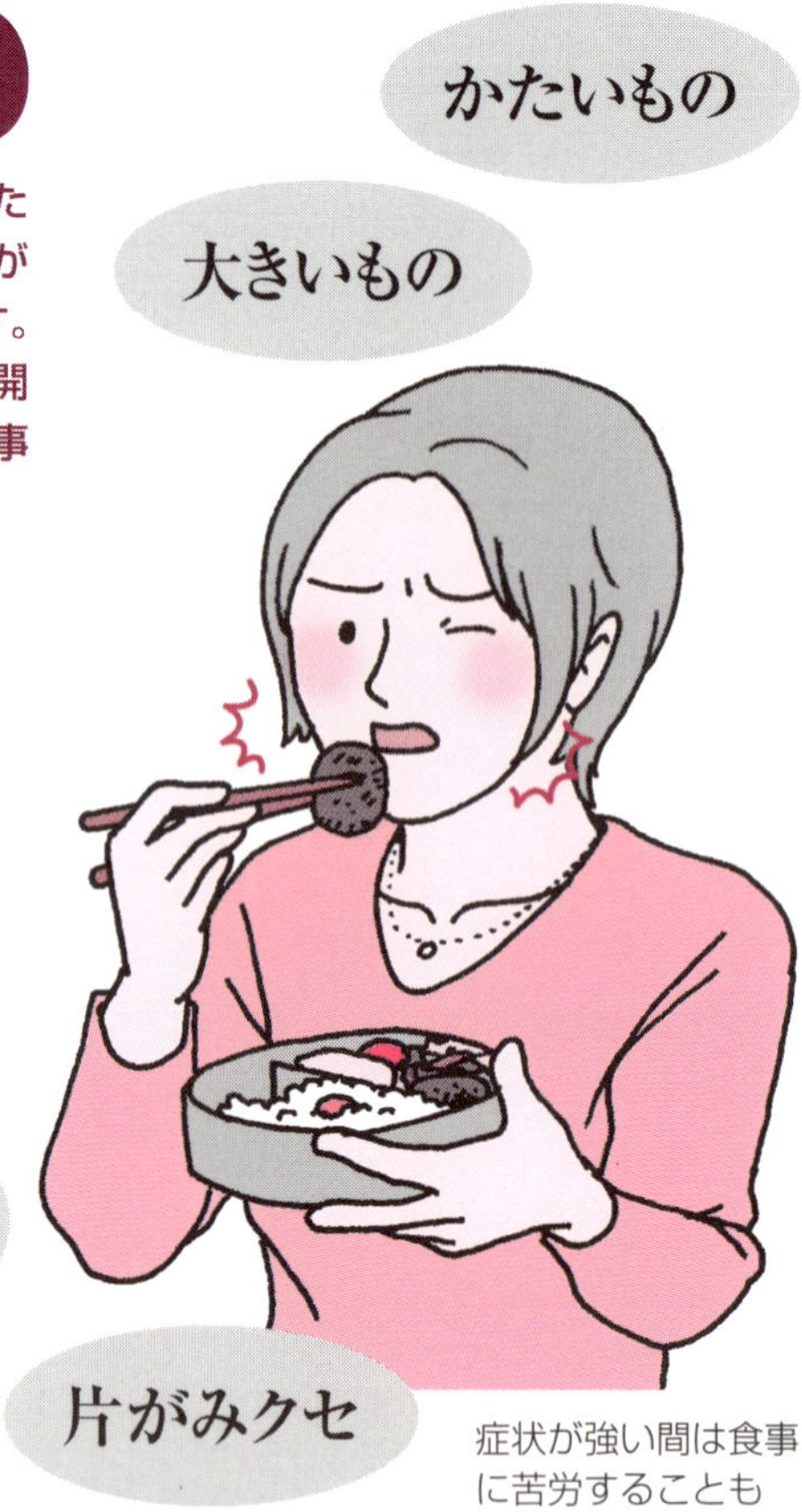
かたいもの
大きいもの
かみちぎりにくいもの
片がみクセ

症状が強い間は食事に苦労することも

あごに負担をかける食べもの・食べ方

簡単にはかみきれないようなかたいものを食べた翌日、あごの痛みが起きるなどということがあります。痛みがある時期には、大きく口を開けないようにして、やわらかい食事をとるようにしましょう。

▼要注意の食品

- スルメ
- ビーフジャーキー
- タコ
- フランスパン
- 炒り豆・ピーナッツ
- ガム

など

かたい食品で あごが鍛えられる!?

幼児期には、できるだけかみごたえのあるものを食べさせたいもの。骨ができあがっていく時期に、しっかり顎関節を動かすことで、関節や筋肉の耐久力を上げることが期待できます。

しかし、すでに骨格ができあがっている大人の場合は、耐久力が上がる前につらい症状が出てしまいがちです。

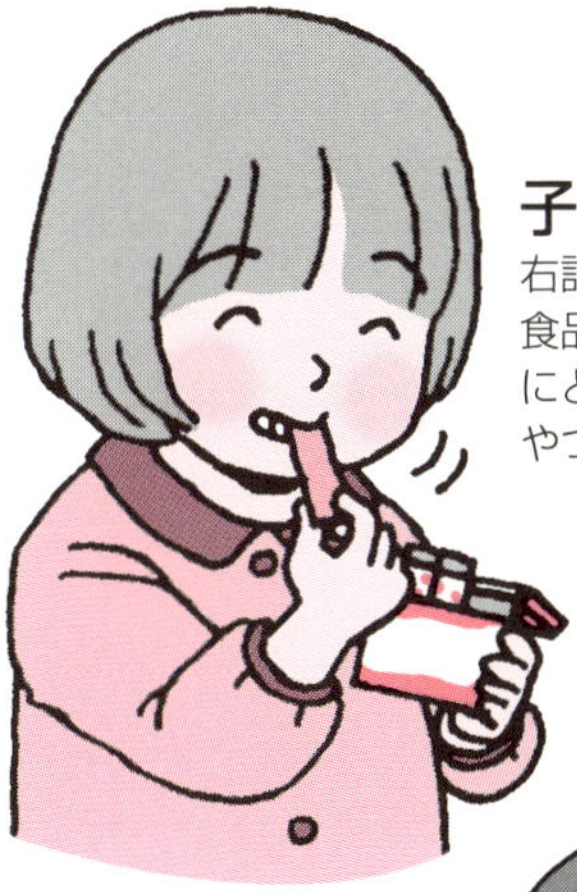

子ども
右記の「要注意の食品」も、子どもにとってはよいおやつ

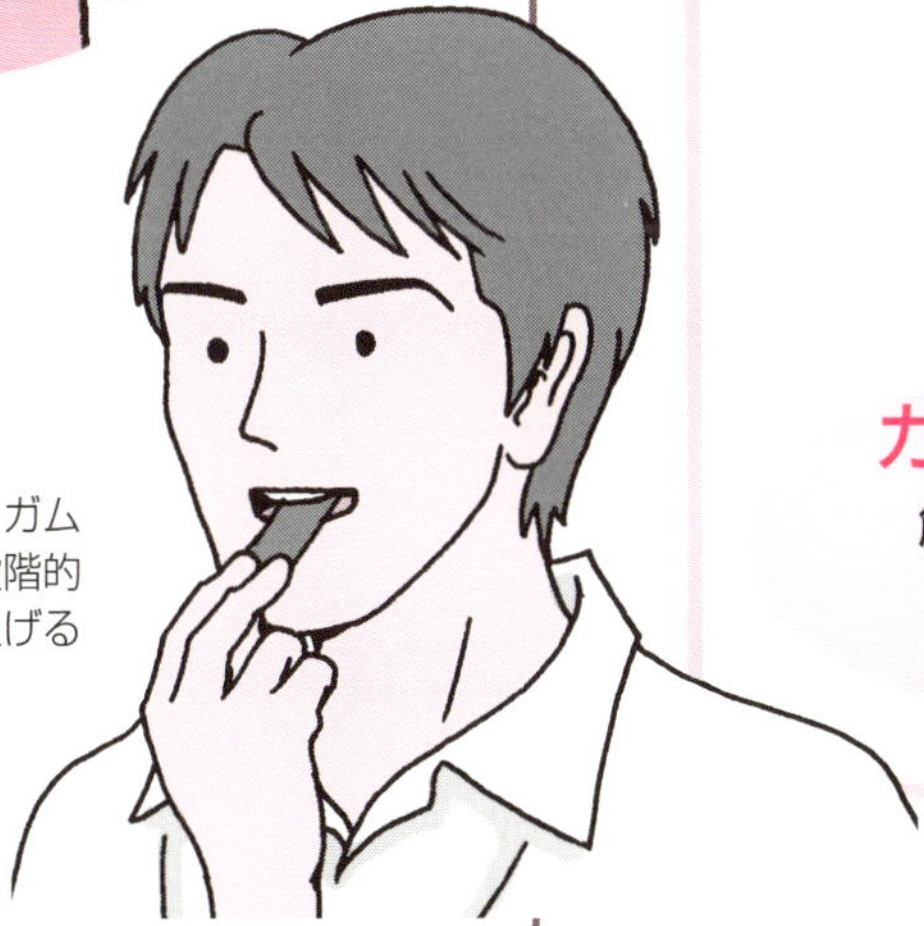

大人
無理は禁物。ガム咀嚼訓練で段階的に耐久力を上げる

症状があるときの食べ方

食べものや食べ方の影響で起きた症状は、10日～2週間程度でおさまるのが一般的。症状が改善してきたら、徐々に普通の食事に戻していきましょう。

痛みが強いとき

大きく口を開けないようにして、やわらかいもの、やわらかく調理したものを食べるようにする。痛みの少ない側でかむようにしてもよい

痛みがやわらいできたら

かたいものもOK
かんでいるうちに疲れを感じたり、翌日に痛みが出たりするようならやめる

両側で均等に
痛みがひいてきたら、片がみクセは直していく

ガム咀嚼訓練を開始
筋肉を鍛えるトレーニングをしておくとよい
（→ 88 ページ）

睡眠対策

「歯ぎしり日記」をつけてみよう

自分だけではなかなか気づかない、夜間の歯ぎしりは顎関節症をまねく要因のひとつ。これを減らすには、日中の過ごし方や眠るときの環境全体の見直しが必要です。

眠り方も症状を左右する要因

睡眠に問題があると、顎関節症の症状は悪化・再発しがちです。症状が強いときには、「眠っているときの過ごし方」も見直してみる必要があります。

睡眠時間が足りない

睡眠不足が続くと
心身の疲れがたまっていきます。
顎関節や筋肉もリラックスできません。
それだけでも症状を悪化させる
要因になりますが、歯ぎしりを
まねきやすくするおそれも
あります。

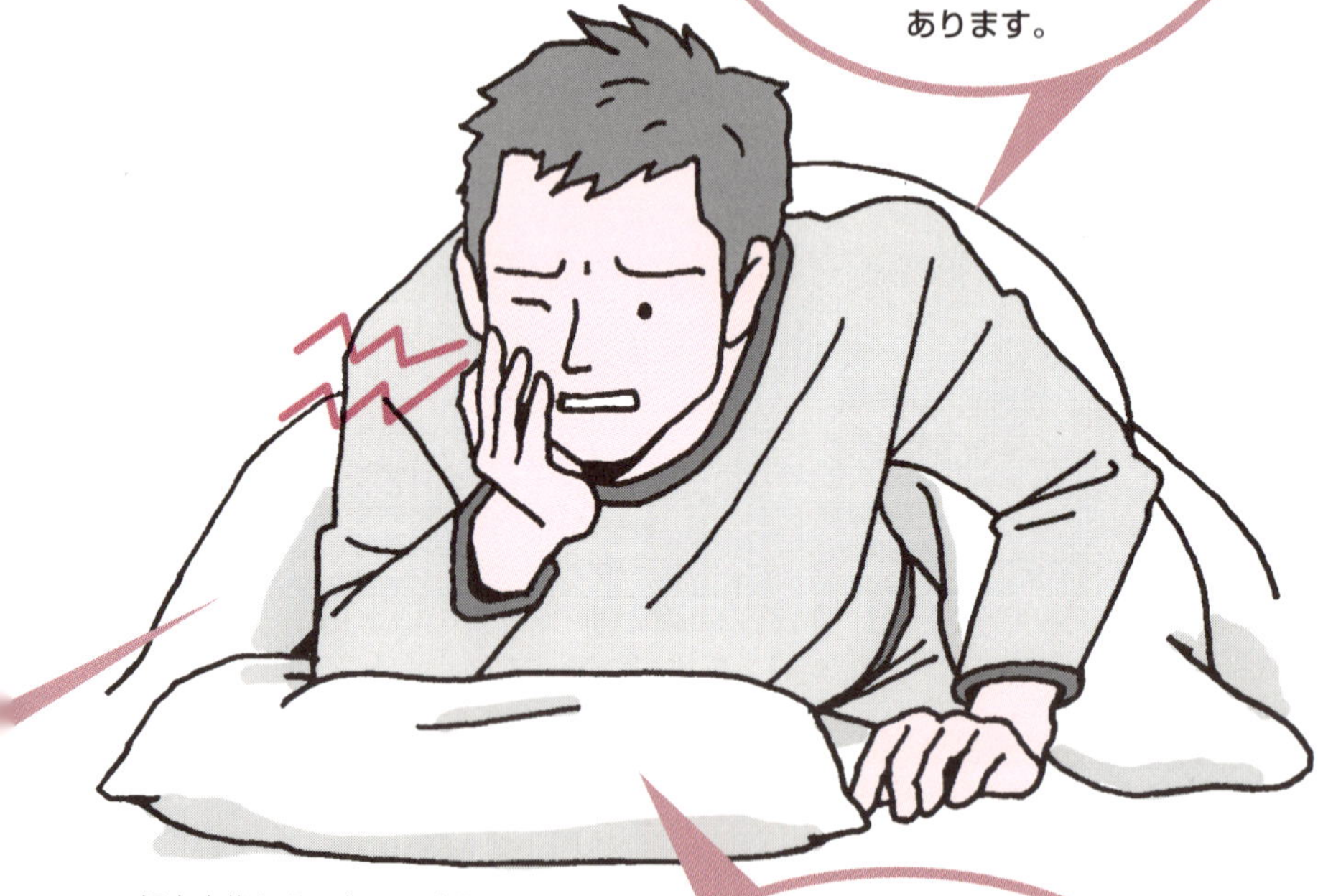

起床直後から、あごの痛みや疲労感があるようなら、睡眠中に問題が起きている可能性がある

枕の高さ・かたさが不適切

枕が高すぎると、枕から頭がずれ落ちる
ときに食いしばりを起こしやすくなります。
また、かたすぎる枕は、首から肩の筋肉を
緊張させ、それがあごの筋肉の緊張を
引き起こしてしまうことが
あります。

歯ぎしりがあるのかも!?

無意識のうちに強い力で歯と歯をこすり合わせることで、顎関節に大きな負担をかけてしまいます。歯ぎしりの有無は、同室で眠っている人からの指摘がいちばん正確ですが、自分でも、ある程度判断できます。朝、起きたばかりなのに、あごが疲れたように感じることがある人は、夜間、気づかぬうちに歯ぎしりをしていた可能性があります。

歯ぎしりの原因ははっきりしていませんが、睡眠の質が悪くなると起こりやすくなるといわれています。

睡眠の質を悪化させる要因を減らす

睡眠時間、寝具、寝ているときの姿勢に注意

対策

「歯ぎしり日記」で就寝前の行動を把握

就寝前の一日の行動パターンや感情的なストレスが影響することもある。歯ぎしりが起きやすいパターンが把握できれば、そうした状況をさけることで、間接的に歯ぎしりを減らすことが可能

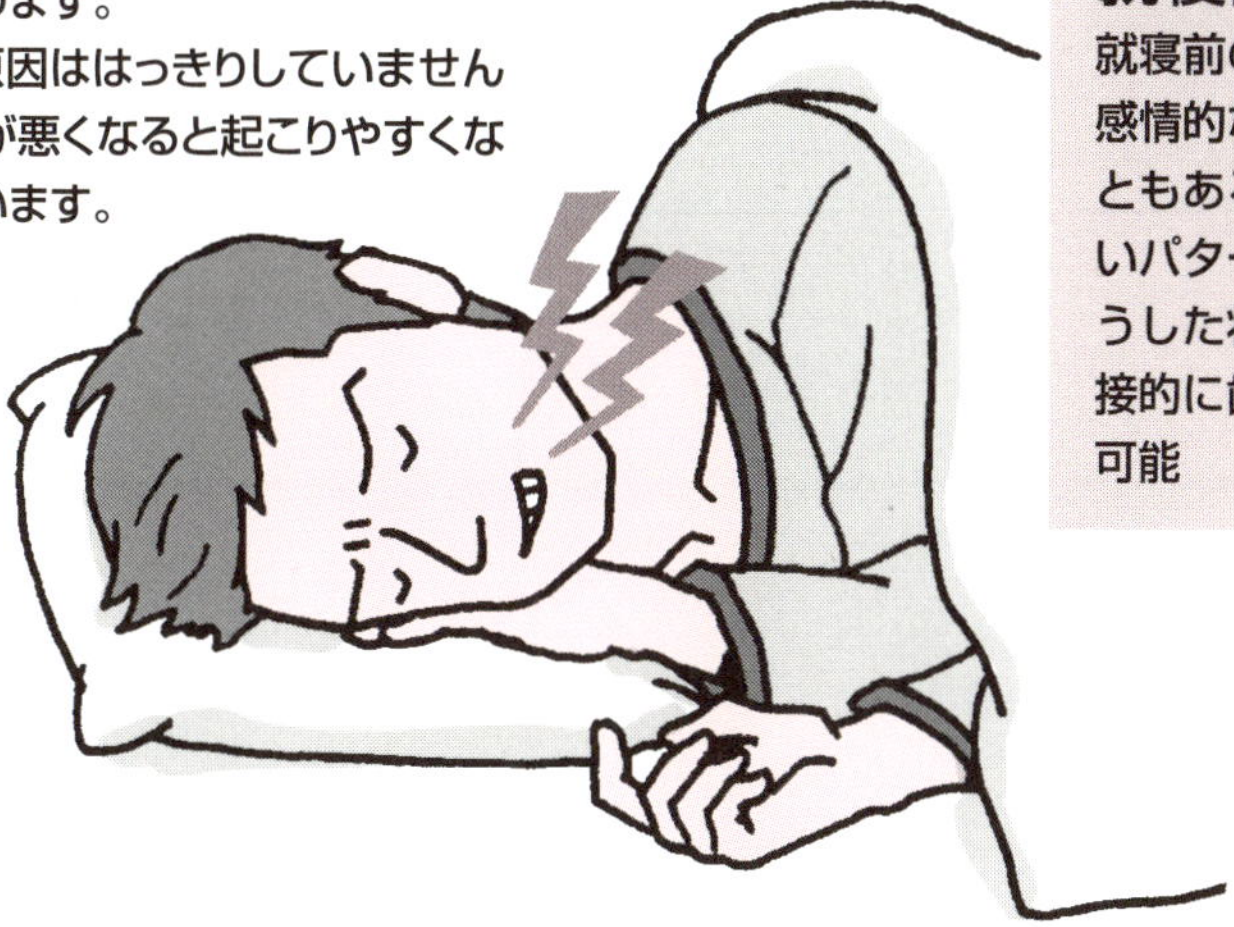

「遅くまで残業した」「深酒をした」「イライラしていた」など、歯ぎしりが起きやすい状況を把握しておこう

心身のリラックスをはかろう

心身の疲れを回復させるために欠かせないのが質のよい睡眠です。精神的なストレスは、睡眠の質を低下させやすくします。また、精神的なストレスを睡眠中に発散させるために、無意識のうちに歯ぎしりがくり返されるともいわれています。

TCHコントロールで心身のリラックスをはかっておくことが、間接的に睡眠の質を上げ、歯ぎしりを減少させる可能性もあります。

姿勢に難あり

あごの負担がもっとも軽いのは仰向けの姿勢。うつぶせや横向きの姿勢のまま寝返りが少ないと、下あごや顎関節を圧迫するため、痛みが強まるおそれがあります。また、手枕、腕枕は下あごを強く圧迫し、大きな負担になるのでさけるようにします。

スポーツ・音楽

趣味を楽しむときもTCHに注意

スポーツや音楽など、楽しんで続けていることが、顎関節症の発症や悪化、再発を起こしやすくしている場合があります。症状との関連が明らかな場合には、休むことも必要です。

スポーツ

コンタクトスポーツ

柔道、剣道、ラグビーなど、身体接触の多い競技中に下あごを強く打ち、症状を悪化させる場合がある

球技

野球、サッカーなど。ケガのほか、食いしばりをまねきがち

スキューバダイビング

空気を吸い込むためにレギュレーターを前歯でかみ続けるため、顎関節に大きな負担がかかる

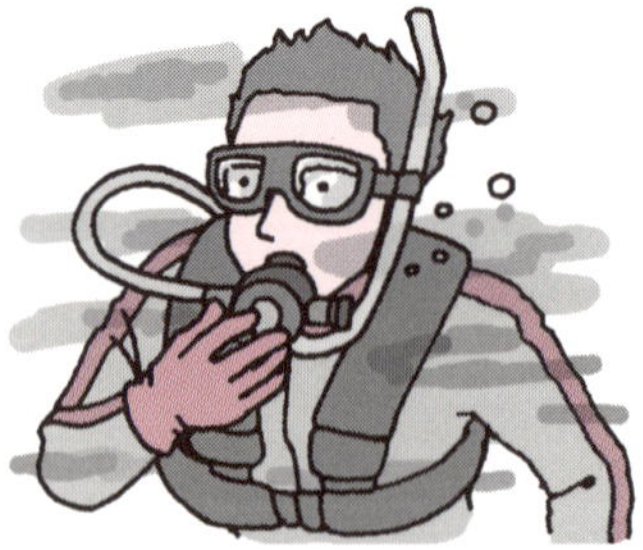

ウィンタースポーツ

スキー、スケートなど冬場におこなうスポーツは寒さがかみしめの一因になることも

症状を悪化させやすい趣味

スポーツや楽器演奏は、ときに症状悪化をまねく要因になるので注意が必要です。

音楽

管楽器演奏

クラリネット、サキソフォンなど、歌口をくわえて演奏する管楽器は、顎関節に強い負担がかかりやすい

弦楽器演奏

ヴァイオリン、ヴィオラなどは楽器をあごで強く抑え込むため、TCHが長時間化しがち。演奏後に症状が悪化する場合がある

歌唱

急に大きく開口することで、顎関節や筋肉を痛めてしまうことがある

有酸素運動は回復を早める

顎関節症の症状があるときにも、ウォーキングやジョギング、ランニング、スイミングなどの全身運動は、続けてかまいません。これらの軽く息をはずませながらおこなう「有酸素運動」は、全身の血液循環を高めます。あごの関節や筋肉の症状改善にもつながることが期待できます。

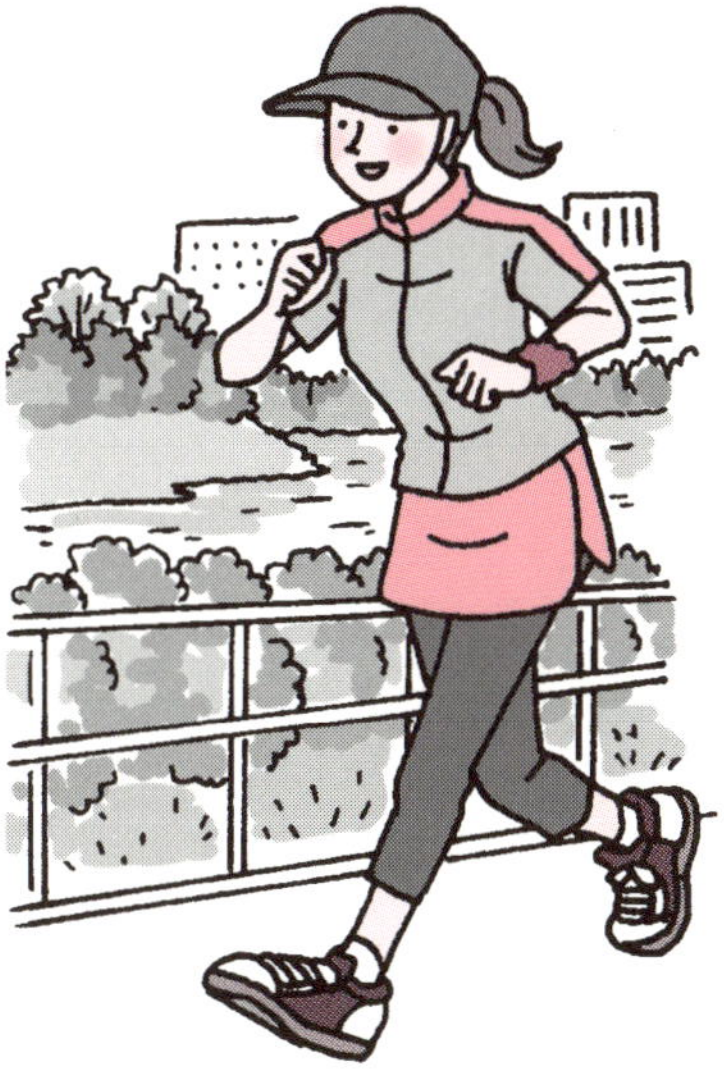

継続しておこなうことがすすめられる

趣味を続けるときの原則

いくら好きなことでも、そのために顎関節を痛めるようなことがあっては長く続けられません。状態に合わせて無理をしないことが長く続ける秘訣です。

症状が強いときは休む

症状との関連が明らかな場合、痛みがある間は休むのが原則

症状がおさまってもしすぎない

- スポーツはケガに注意
- 楽器演奏は姿勢を正しくして、力を入れすぎないようにする
- 歌う前には小刻みに口を開閉するなど、筋肉のストレッチをしてから練習を開始する
- いずれの場合も、あとから症状が出てくるようなら、時間を短めに

TCHコントロール

趣味を楽しんで続けるためにも、ふだんは歯の接触を起こりにくくしておくことが大切

発症・再発・悪化の原因になることも

スポーツや楽器演奏などを、ストレス解消にもつながる楽しみのひとつとして、習慣的におこなっている人もいるでしょう。

しかし、スポーツや楽器の種類によっては、ケガや食いしばり、TCHをまねき、あごの症状を引き起こしやすくするものもあります。それをしたあとで症状が強まるようなことがあれば、しばらく休んであごの状態の回復につとめてください。

症状が強まるようなことがなければ、もちろん続けてかまいません。

ただし、無理をすれば症状の再発をまねくおそれがあります。自分のあごの状態と相談しながら、無理のない範囲で楽しむようにしましょう。

その他の注意点

出産や手術の際は事前準備を

症状が十分に改善しないまま出産の日を迎えたり、ほかの病気の治療を受けなければならなくなったりすることも。そんなときは、あごの状態を悪化させないための準備が必要です。

歯科医にも医師にも相談しておく

顎関節症の症状が長引いている人は、出産やほかの病気の治療行為がきっかけとなり、あごの症状が悪化してしまうことがあります。

しかし、そうとわかっていれば、あらかじめ対策を立てることは可能です。顎関節症の治療先の歯科医と、ほかの医療行為を担当する医師の双方に状況を伝えておきましょう。

現在は症状がおさまっているけれど、ときどきあごの症状が出てくるという「隠れ顎関節症」の人も同様です。歯科医に相談のうえ、マウスピースの作製など、事前に準備しておけば安心です。

出産前には「あご」にも配慮

自然分娩では、お母さんの顎関節に大きな負担がかかります。顎関節症の治療先の歯科医に相談し、負担を減らす工夫をしておきましょう。

出産時

分娩するときは、全力でいきまないと赤ちゃんが出てきません。強い力で長い時間、歯を食いしばる状態が続くことで、あごの関節や筋肉が傷つく場合があります。また、帝王切開で全身麻酔が必要な場合には、左ページのような注意が必要です。

産後

とくに初産の場合、なれない育児に心身ともに疲れがたまりがち。TCHが起こりやすくなる可能性もあります。

マウスピースが有効なことも

出産時の食いしばりによる影響を緩和するために、マウスピース（スプリント）が役立つこともあります。かみ合わせを高くしておけば、下顎頭の突き上げを緩和し、顎関節の圧迫を減らすことができます（→91ページ）。

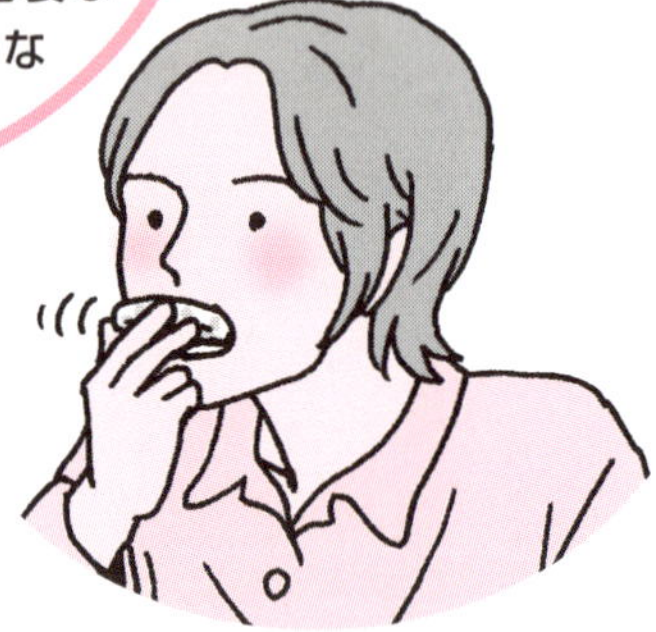

一時的な使用なら、マウスピースの使いすぎによる弊害は心配しなくてよい

医療行為による悪化を防ぐ

ほかの病気の治療のために必要な医療行為が、あごの症状を強めてしまうこともあります。とくに影響しやすい全身麻酔や牽引治療を受けるときは、事前の相談が必須です。

全身麻酔による手術を受けるとき

全身麻酔による手術では、手術開始直前に患者の口を大きく開き、チューブなどを挿入します。そのために、顎関節や筋肉を傷つけ、さらに顎関節症の症状が悪化してしまうことがあります。

術前におこなわれる麻酔医による診察時に、「口が大きく開かない」ということを必ず伝えてください。開口が難しいと事前にわかっていれば、口ではなく鼻からの挿入に切り替えるなど、あごの状態に配慮した対応をとってもらえます。

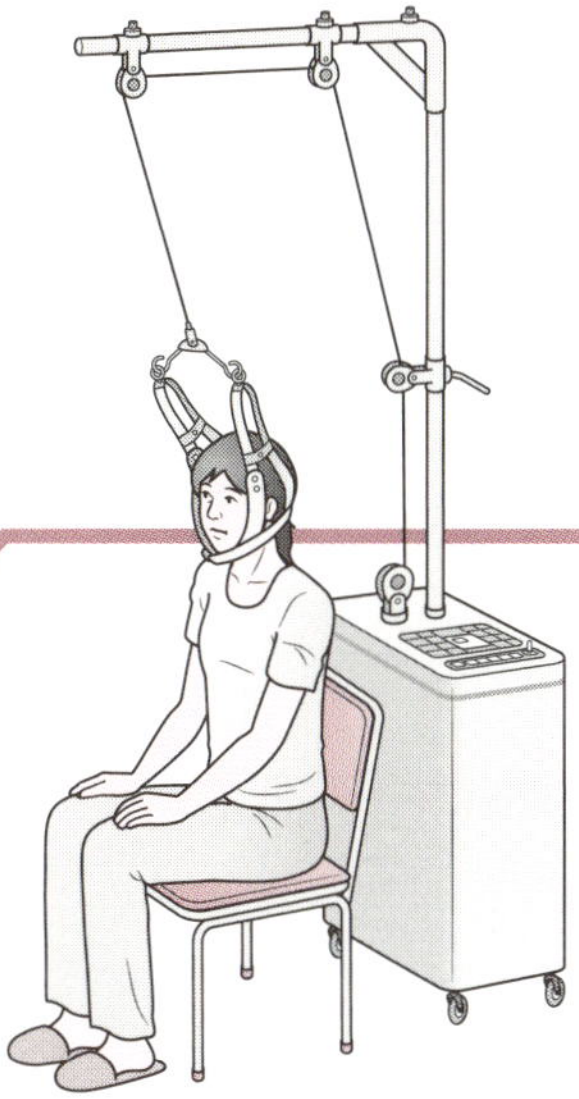

週に2〜3回、15分程度続けることが多い

頸椎牽引《けいついけんいん》を受けるとき

むち打ち症（頸椎ねんざ）や、頸椎症など、首の痛みを緩和するために、頸椎牽引療法がおこなわれることがあります。

頭全体を引き上げる際、下あごが強く上方に押し上げられます。強い食いしばりが長く続くため、牽引後、あごの症状が悪化することがあります。牽引を受けている間は、マウスピースを使ったほうがよいでしょう。

歯科治療は応急処置のみに

顎関節症の症状がある間の歯科治療はさけるのが原則。「歯が痛くてたまらない」「歯肉が腫れ上がってつらい」などという緊急時以外は、顎関節症の症状がおさまってからにします。

とくに、かみ合わせ位置にかかわるような治療はさけ、応急処置にとどめておくようにしてください（→94ページ）。

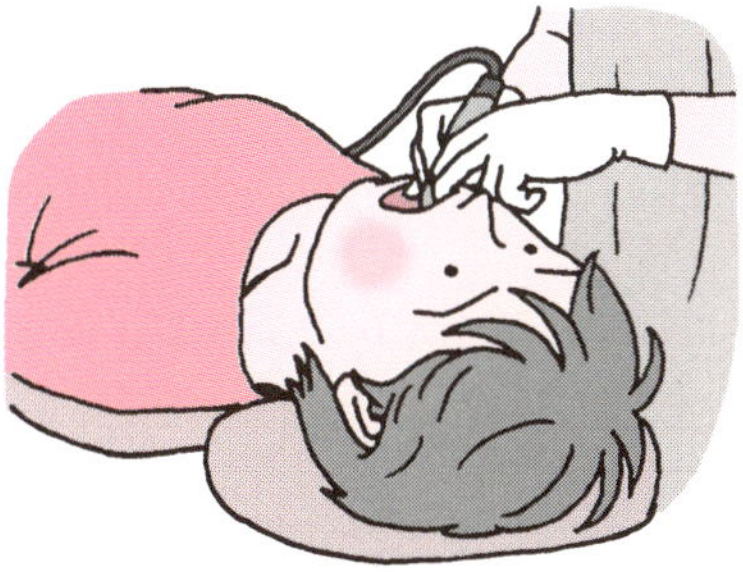

治療中、無理に口を大きく開け続けていると、症状が悪化するおそれがある

▼顎関節症の症状があるときはさけたい歯科治療

詰めもの、
かぶせもの、
義歯の作製など

COLUMN

寒冷対策は1年を通じて必要

寒さはTCHの長時間化をまねく

「寒い！」と感じると、筋肉はぎゅっと収縮します。体温の放出をできるだけおさえようと、無意識のうちに体が反応するからです。同時に、歯と歯をぐっと食いしばっているということも起こりがち。TCHの長時間化をまねく一因になります。

これを防ぐには防寒対策が欠かせません。冬場の寒さだけでなく、夏場の「冷やしすぎ」にも注意しましょう。

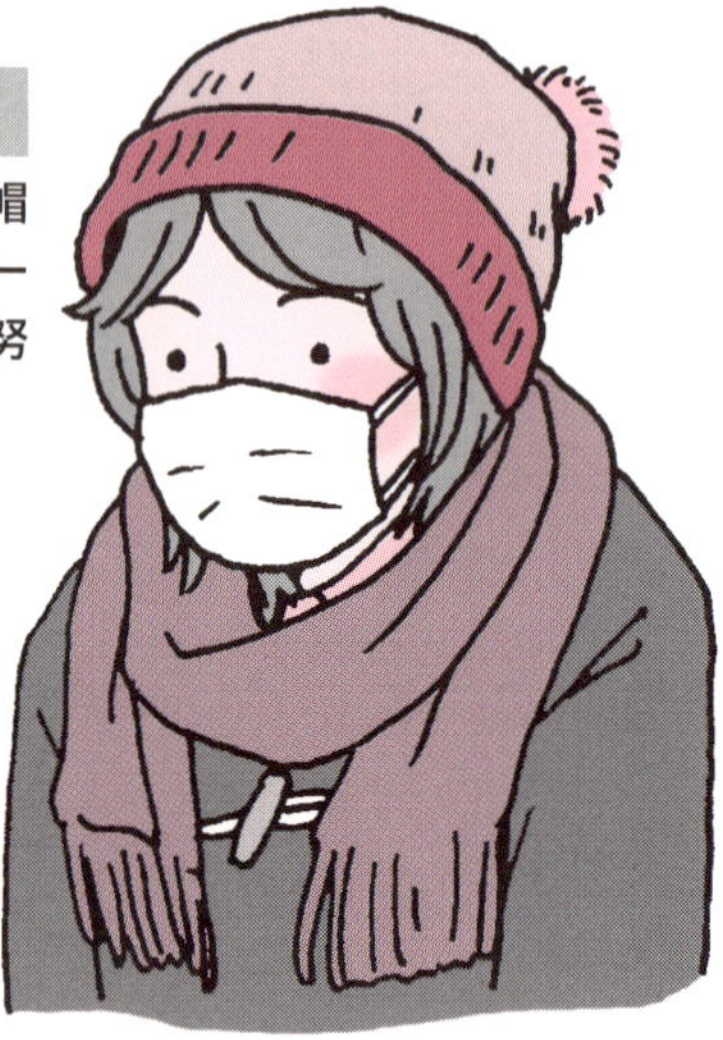

冬場

寒い時期の外出は、帽子や耳当て、マフラーなどを使って防寒に努めよう

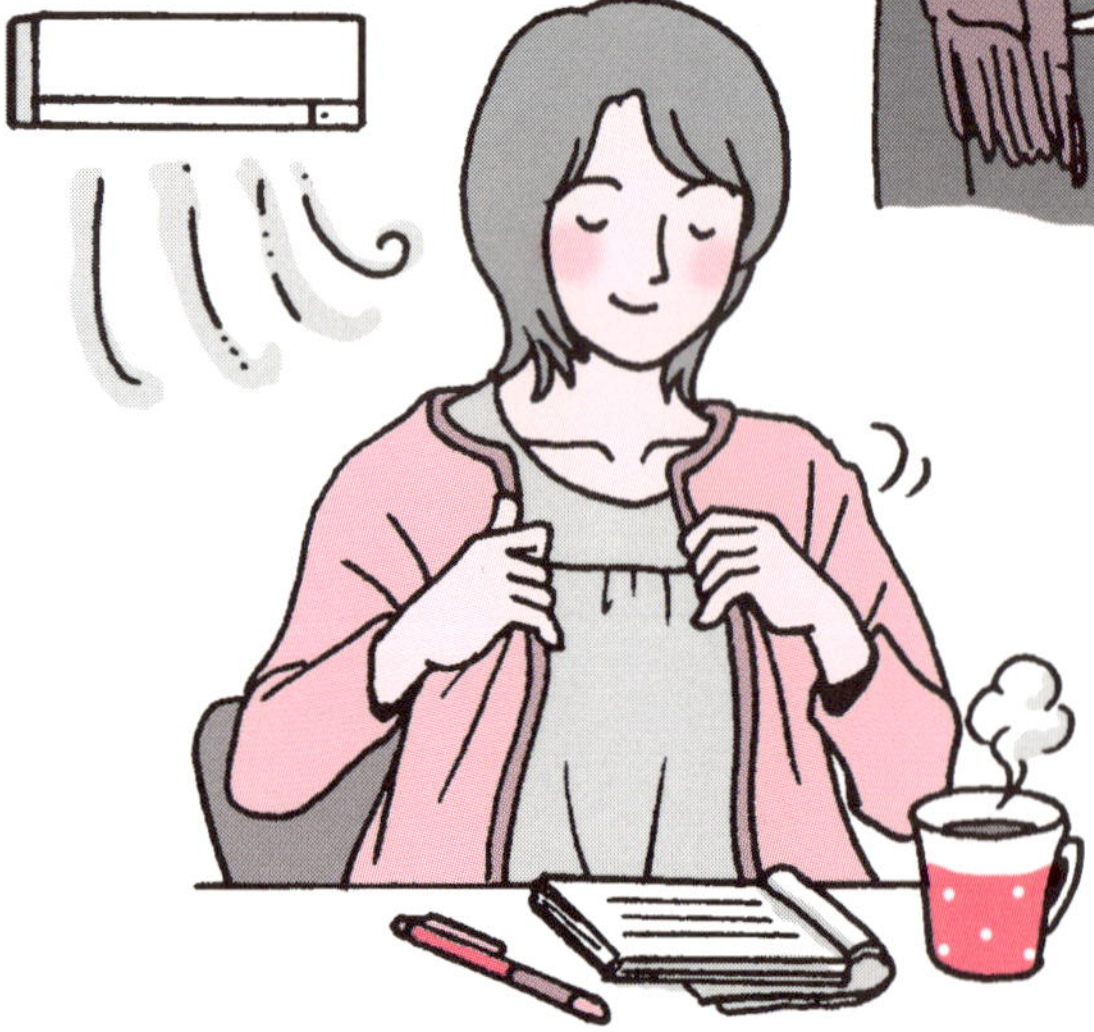

夏場

薄手のマフラーやカーディガン、ひざ掛けなどを用意しておこう。エアコンの冷風は、直接ふきつけないように調整を

5

さらによくする！ リハビリ&その他の治療法

TCHコントロールとともに実行したいのが、
あごの関節や筋肉を鍛え、耐久力を上げるための
リハビリトレーニングです。
「少しつらいけど続ける」のが成功の鍵。
自分の状態に合わせたトレーニングを続けていきましょう。

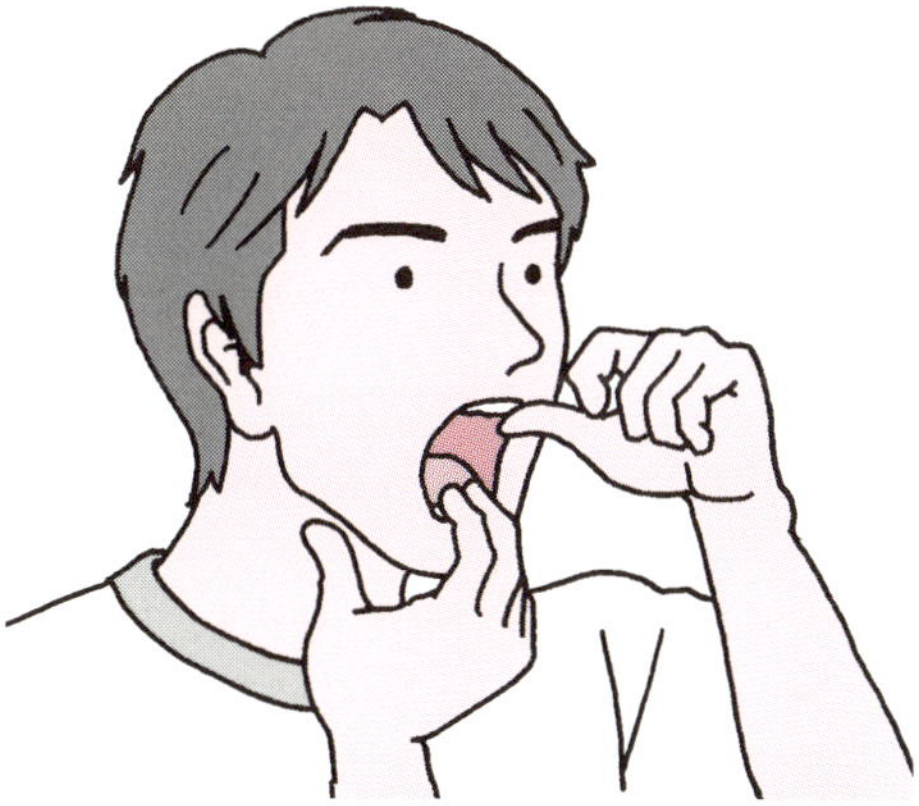

症状が強いとき

痛みが強い間は無理せず安静に

リハビリトレーニングはTCHコントロールに並ぶ顎関節治療の柱のひとつ。けれど、じっとしていても痛むような時期に無理は禁物。まずは強い痛みをとることを優先します。

冷やすか温めるかは痛み方しだい

強い痛みは、冷やしたり、温めたりすることで楽になります。ただし、眠れないほど痛みが強いようなら、鎮痛薬を処方してもらってもよいでしょう（→90ページ）。

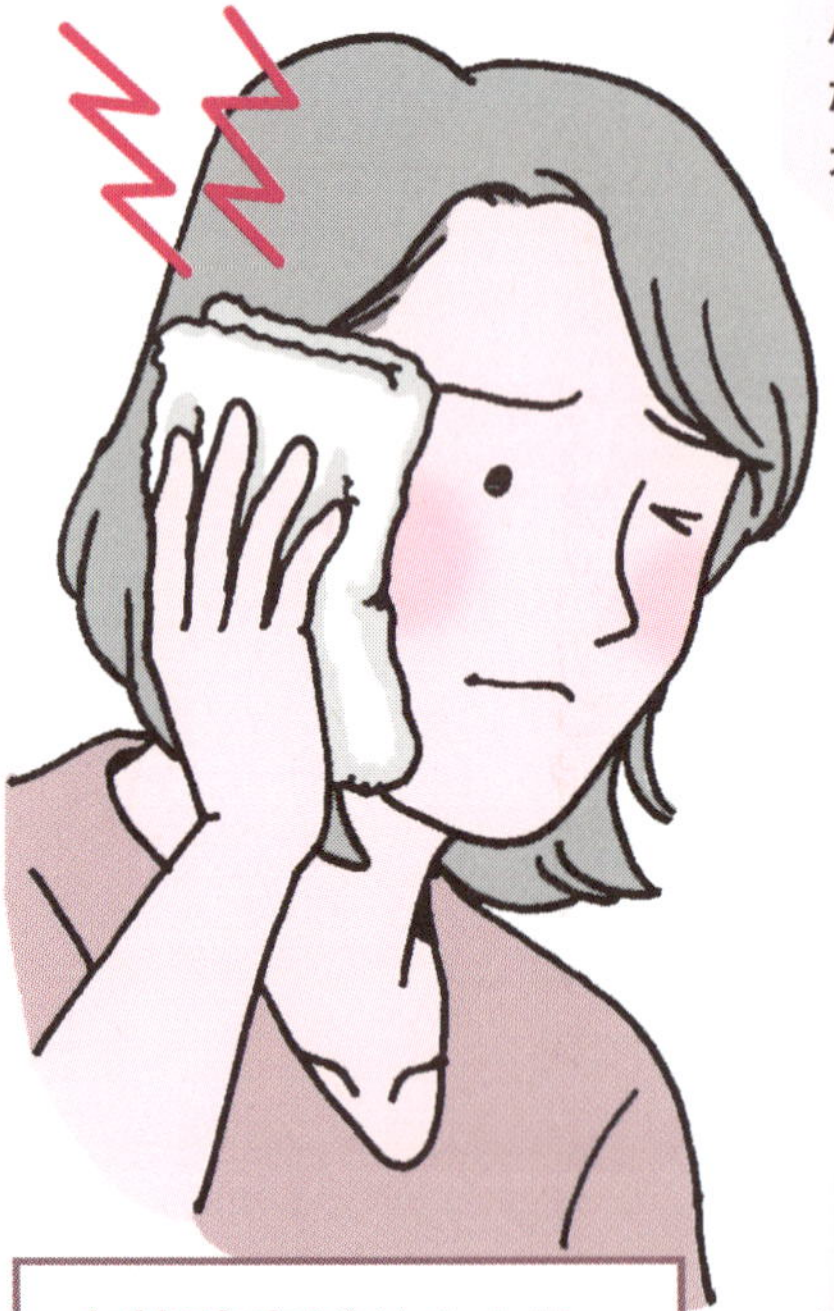

口を動かすときだけ痛い →温める

タオルを濡らしてよく絞ってから、電子レンジで加熱。やけどしない程度にさましてから、痛みのあるところに当てます。

電子レンジで温める市販のホットパックを使ってもかまいません。温かさが長持ちするので便利です。タオルで巻いて使いましょう。

本格的なリハビリトレーニングを開始しよう

動かすときの痛みは、安静にしているだけではなかなか改善しません。自分の状態に合わせたトレーニングを始めましょう（→82ページ）。

動かさなくてもズキズキ痛む →冷やす

ズキズキと痛むときは、冷やすと楽になることが多いでしょう。濡らしたタオルを冷凍庫に入れて冷やしたものや、ソフトタイプの保冷剤を使って、痛むところに当てましょう。

ただし、冷やす時間は10分程度に。冷やしすぎると血行が悪くなり、かえって回復が遅れてしまいます。

安静時痛がおさまるまでは様子をみる

冷やして痛みがやわらいだら、ゆっくり口を開いて顎関節を動かすと同時に、筋肉のストレッチをしておきましょう。本格的なトレーニングは、安静にしているときは痛みがない状態にまで落ち着いてからにします。

痛みが強い時期にできることは限られる

あごの痛みが急に出てきた場合、腫れたり、熱をもったりしていないようなら、まずは安静を保ちます。症状が強い時期には、口の中をチェックするために大きく口を開けた状態を保つのもつらいもの。医療機関への受診は、急性期の痛みを過ぎてからでも遅くありません。

リハビリトレーニングも、強い痛みがおさまるまでは控えましょう。

「あくび」にも要注意

症状が強いときには、あくびで口を開くのもつらいもの。だからといって、あごの筋肉を収縮させてあくびを抑えようとすると、弱っている筋肉が傷つき、さらに症状が悪化してしまうので要注意。手を使って抑えるようにします。

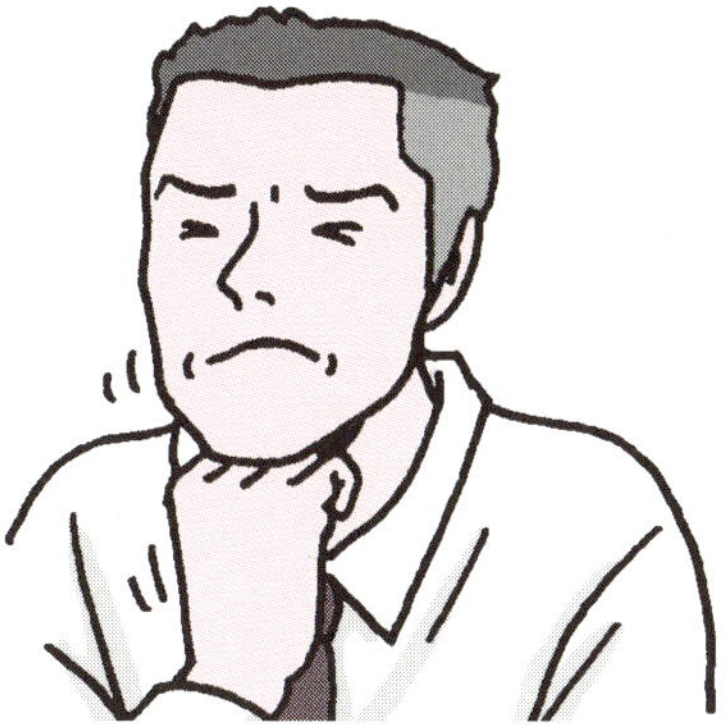

あくびが出そうなときは、握りこぶしをあごの下に置き、口が開かないようにする

マッサージはソフトに

筋肉を押すと痛む場合には、痛みのあるところをやさしくマッサージ。血流が改善されることで、痛みがやわらぐ効果が期待できます。

指の腹を使う
指は立てず、
そろえた指の腹を使う。
親指のつけ根を
使ってもよい

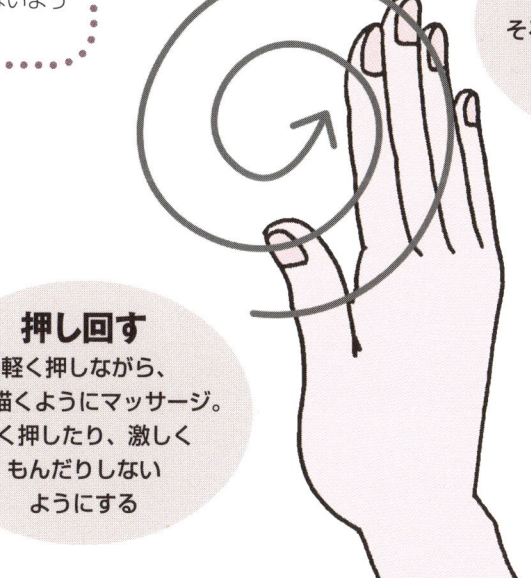

押し回す
軽く押しながら、
円を描くようにマッサージ。
強く押したり、激しく
もんだりしない
ようにする

リハビリのすすめ

少し痛むくらいまで動かすのが効果的

症状が少しやわらいできたら、さっそくリハビリトレーニングを始めてみましょう。トレーニングは、「ちょっとつらい」と思う程度までやってみることが効果を高める秘訣です。

痛くても動かすことが重要

関節内に酸素や栄養を送り込むためには、関節を十分に動かすことが必要です。この「関節ポンプ」というしくみを利用して、回復を早めるのがリハビリトレーニングの目的。少々痛くても、動かすことが重要です。

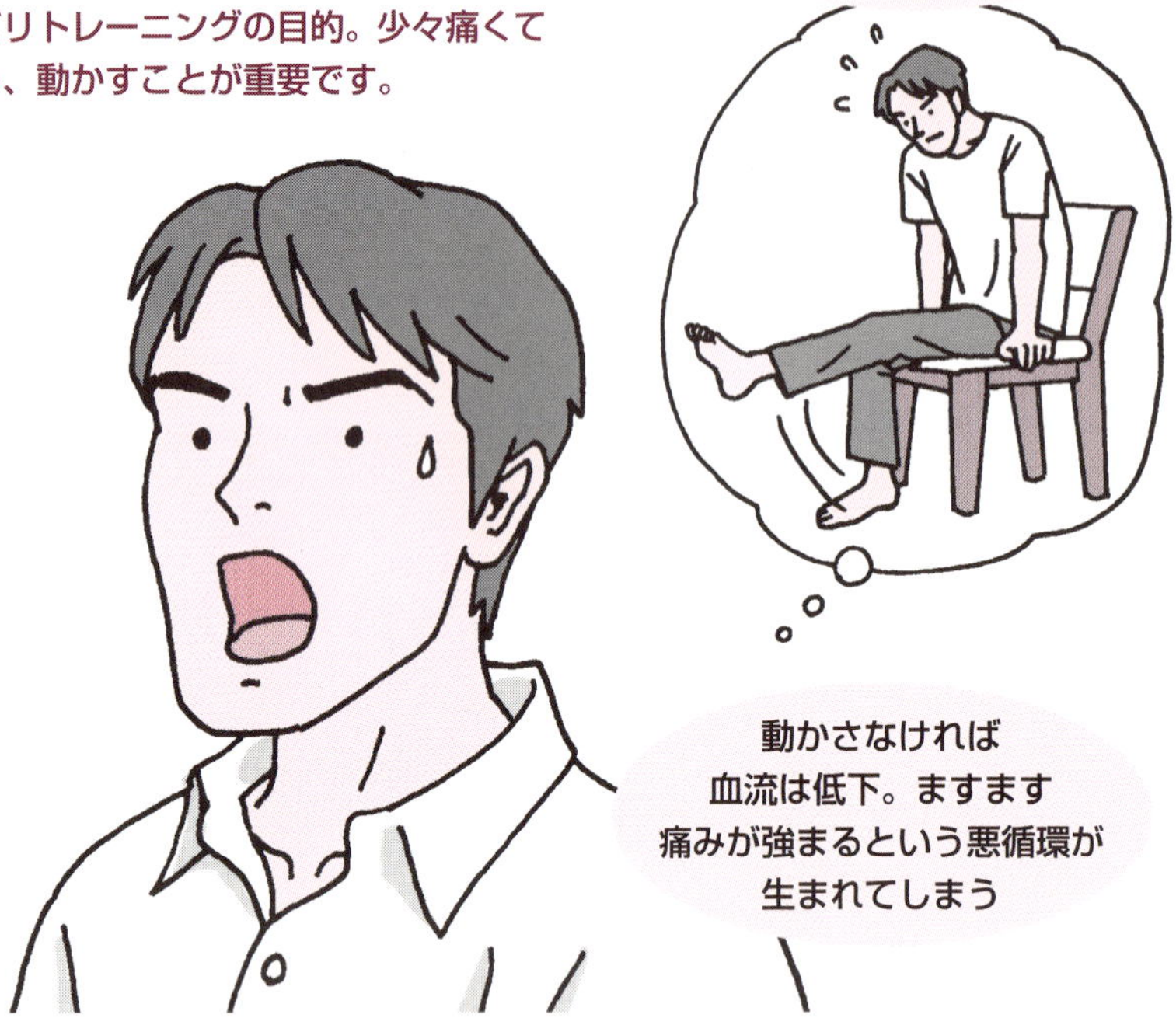

顎関節も関節の一種。整形外科でおこなわれるリハビリテーションのような運動療法が回復に効果を発揮する
動かさなければ血流は低下。ますます痛みが強まるという悪循環が生まれてしまう

よく動く関節は痛まない

顎関節症の症状を改善するためのトレーニングは、「よく動く関節は痛まない」という運動療法の考え方が基本にあります。関節や筋肉は動かすことによって、健康な状態を保つことができます。少し無理をしてでもトレーニングを続けることで、ふだんの生活は症状なく過ごせるようになっていくのです。

口を開くトレーニングも、筋肉を鍛えるトレーニングも、痛みなくできる範囲でしているのでは効果はあがりません。「ますます症状が強まるのでは」と心配になるかもしれませんが、安心して続けてください。

リハビリトレーニング方法の選び方

じっとしていれば痛みが出ないくらいまで症状が落ち着いたら、さっそくトレーニングを開始しましょう。

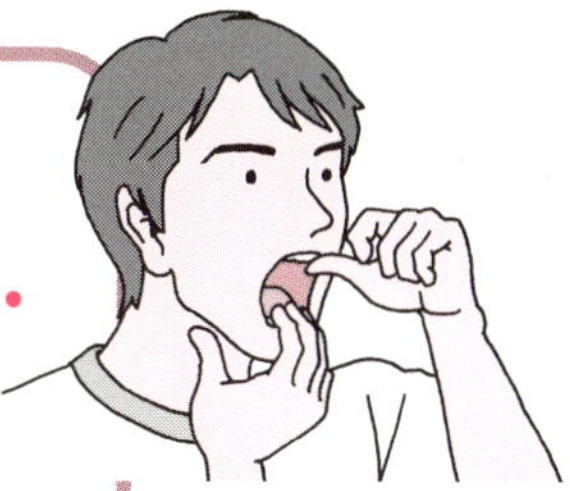

口が開きにくい

↓

関節可動化訓練・筋伸展訓練

（→84ページ）

下顎頭が下顎窩から前に滑り出す運動を促したり、咀嚼筋の柔軟性を高めたりする

口は開けられるが、軽い痛みがある

↓

開口維持訓練

（→86ページ）

下顎頭は十分前に滑り出している場合におこなうトレーニング。血流の改善を促すことで痛みをやわらげる

かむときだけ痛む

↓

ガム咀嚼訓練

（→88ページ）

口を開くトレーニングを続けてきたあとに、かむときの痛みが出てきたときにも有効

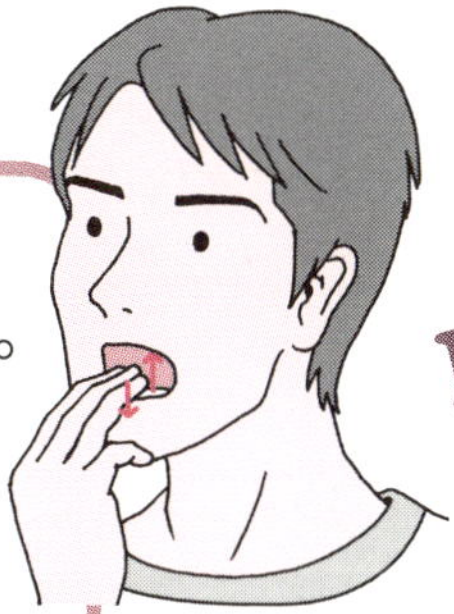

痛みはないが、あごの疲れを感じる。口を長く開けていられない

↓

筋負荷訓練

（→87ページ）

痛みのために目立たなかった筋肉の疲れが感じられるようになった状態。筋肉を鍛えるトレーニングをおこなうことで、疲れにくいあごをつくる

Point!

- 自分の状態に合わないトレーニングをおこなうと、かえって症状が悪化してしまうことがある。必ず状態に合わせた方法を選ぶこと
- トレーニングの回数や持続時間を守る。「早く改善したい」と、回数を増やしたり、長くやりすぎたりしないこと
- 食事であごを動かしたあとや入浴のあとなど、血行がある程度よくなっている状態のときにおこなう
- 起床直後や寒いところでのトレーニングはさける。関節や筋肉が動きにくいので、負担が大きくなりすぎる

リハビリのやり方①

口を大きく開けるようにする

ではさっそく、関節や筋肉の状態を改善するトレーニングを始めましょう。ここで紹介する方法は、一つの動きで関節と筋肉の双方に働きかける効果があります。

1 準備・整理運動

関節可動化・筋伸展訓練のやり方

このトレーニングは、口の開きを改善させるためのもの。急な運動で関節や筋肉を傷つけることがないように、大きく口を開くトレーニングの前後には、小さく口を開けたり閉じたりする運動をしてください。

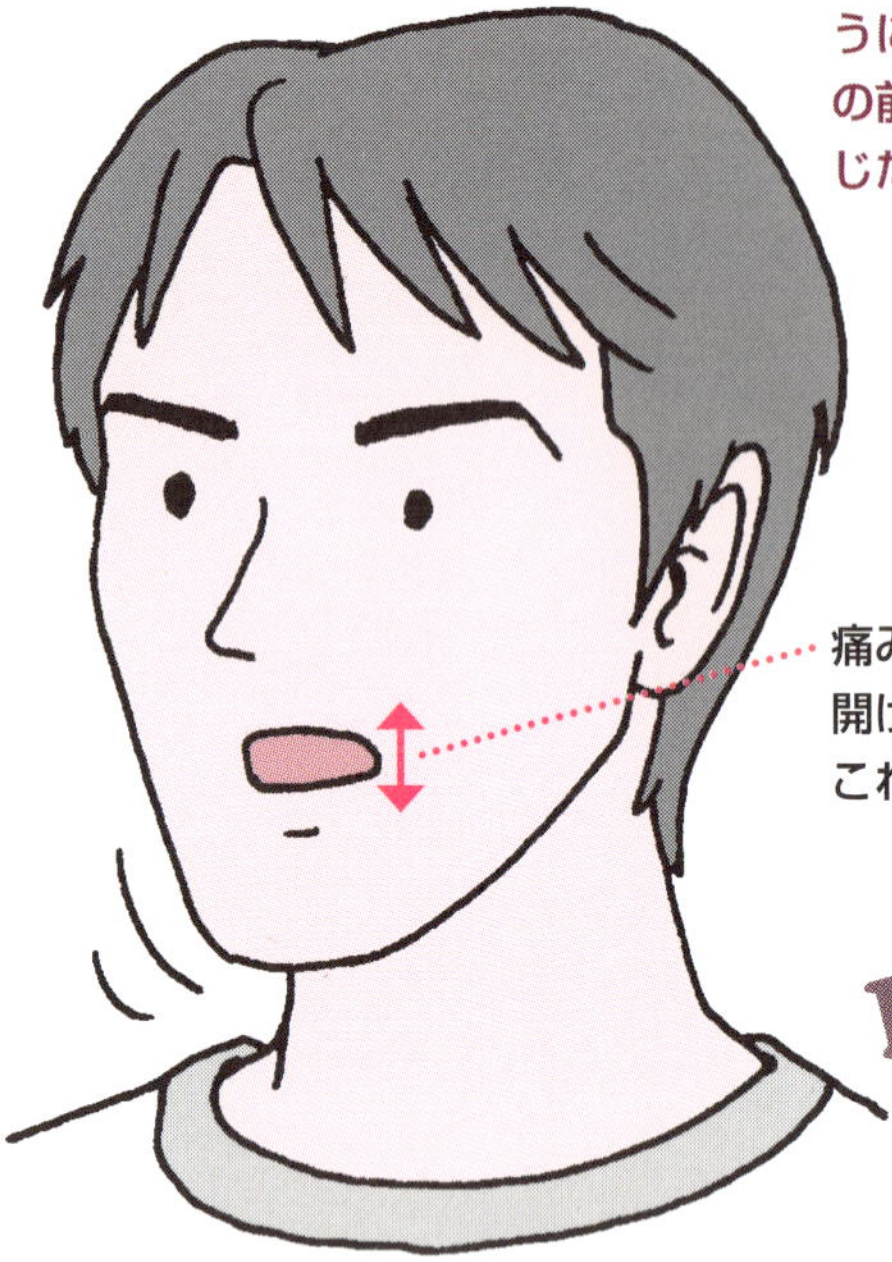
痛みが出ない範囲で口を開けたり閉じたりする。これを10回くり返す

Point!

- 上下の歯は接触させない
- 食べものは口に入れておかない

関節の動きを改善、筋肉も伸びやすくなる

口の開きを改善するには、関節の可動域、つまり動かせる範囲を広げると同時に、かたく縮こまり、伸びにくくなっている筋肉のやわらかさを取り戻すことが必要です。そこで有用なのが、関節可動化訓練と筋伸展訓練です。それぞれ目的は違いますが、おこなう手順や注意点は同じ。一つの方法で二つの効果が得られます。

「痛いけれど耐えられる」と感じる程度にまで、口を開き続けることで、トレーニングの効果は高まります。毎日、継続しておこなうことで、徐々に口が大きく開くようになり、それを維持できる時間が長くなっていきます。

準備

2 関節可動化・筋伸展訓練

整理

1→2→1→2→1→2→1のくり返しを1セットとする

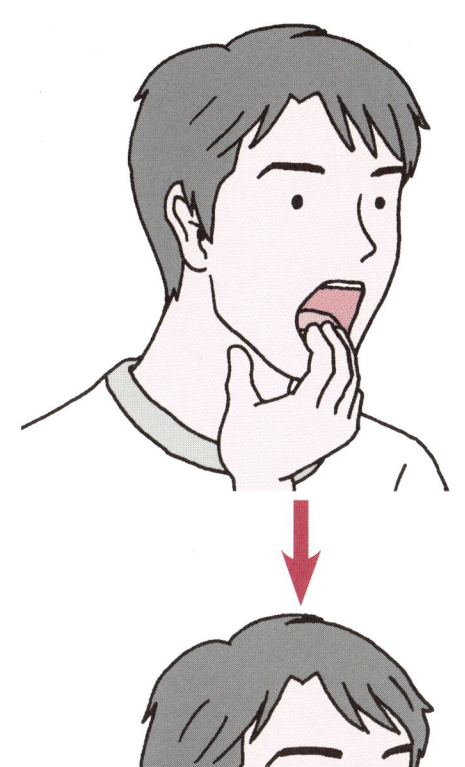

■利き手を使う

下あごの前歯に利き手の人差し指から薬指までの3本の指をかけ、ゆっくり口を開くように下あごを押し下げる。少し痛みを感じるまで開いた状態で10秒間維持。慣れてきたら、持続時間を5秒間ずつ長くしていく

Point!

●あごに力を入れないこと。息を吐くような感じでゆったりと力を抜き、指だけに力を入れるようにする

■両手を使う

利き手で下あごを押し下げるだけでなく、反対側の手の親指を上の前歯に当てて開口させて、10秒間の維持から始め、5秒間ずつ、持続時間を長くしていく

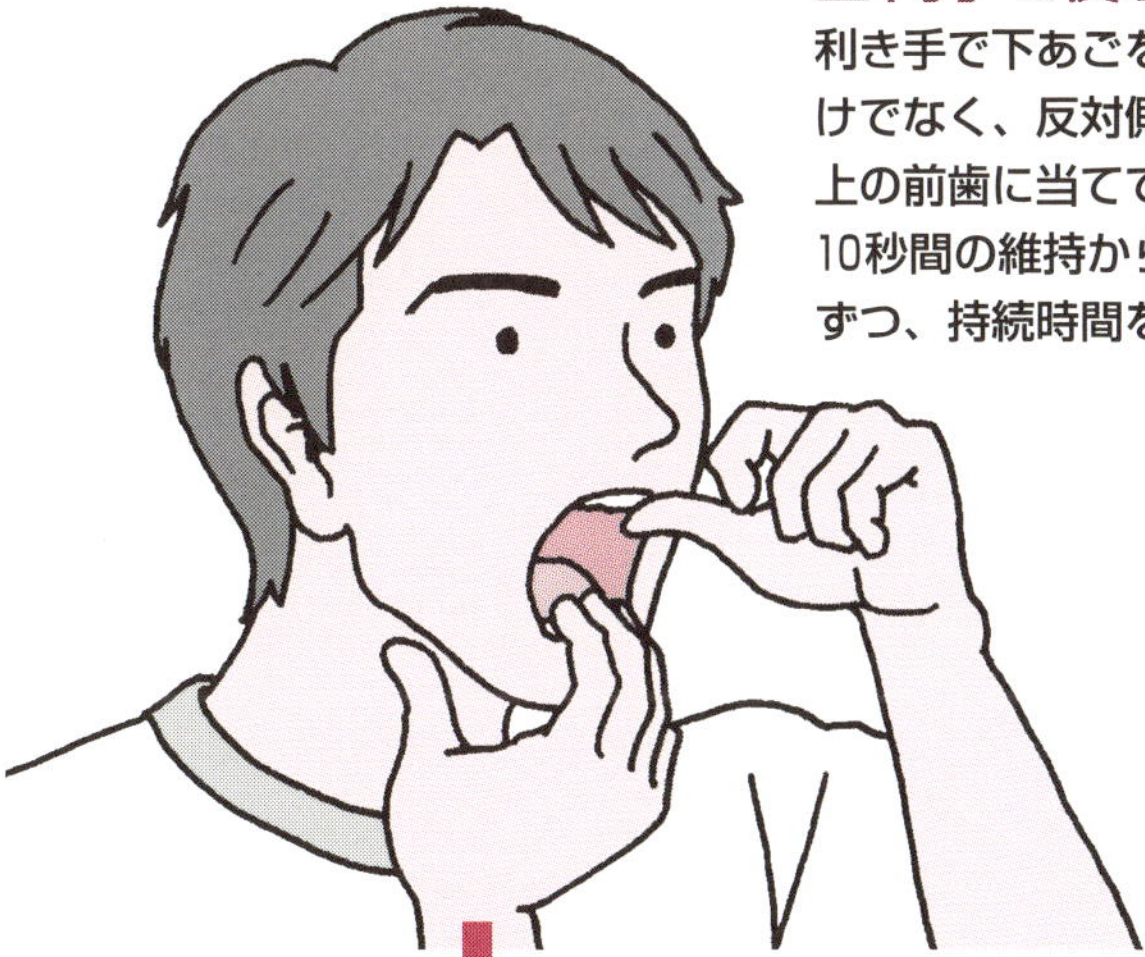

毎食後と入浴後に1セットずつ1日合計4セットを毎日欠かさず続けよう

両手で口を広げても痛みがなく、30秒間持続できるようになったら、トレーニング終了！

リハビリのやり方②

筋負荷訓練で耐久力を上げる

口の開きには問題がなくても、軽い痛みがあるときには開口維持訓練をおこなってみましょう。痛みがなくなったあとは、筋肉を鍛えるための筋負荷訓練がおすすめです。

開口維持訓練のやり方

このトレーニングは、痛みなく口を開き続けられる状態にするためのもの。口を大きく開閉させることによる血流改善によって、痛みが軽くなる効果が期待できます。

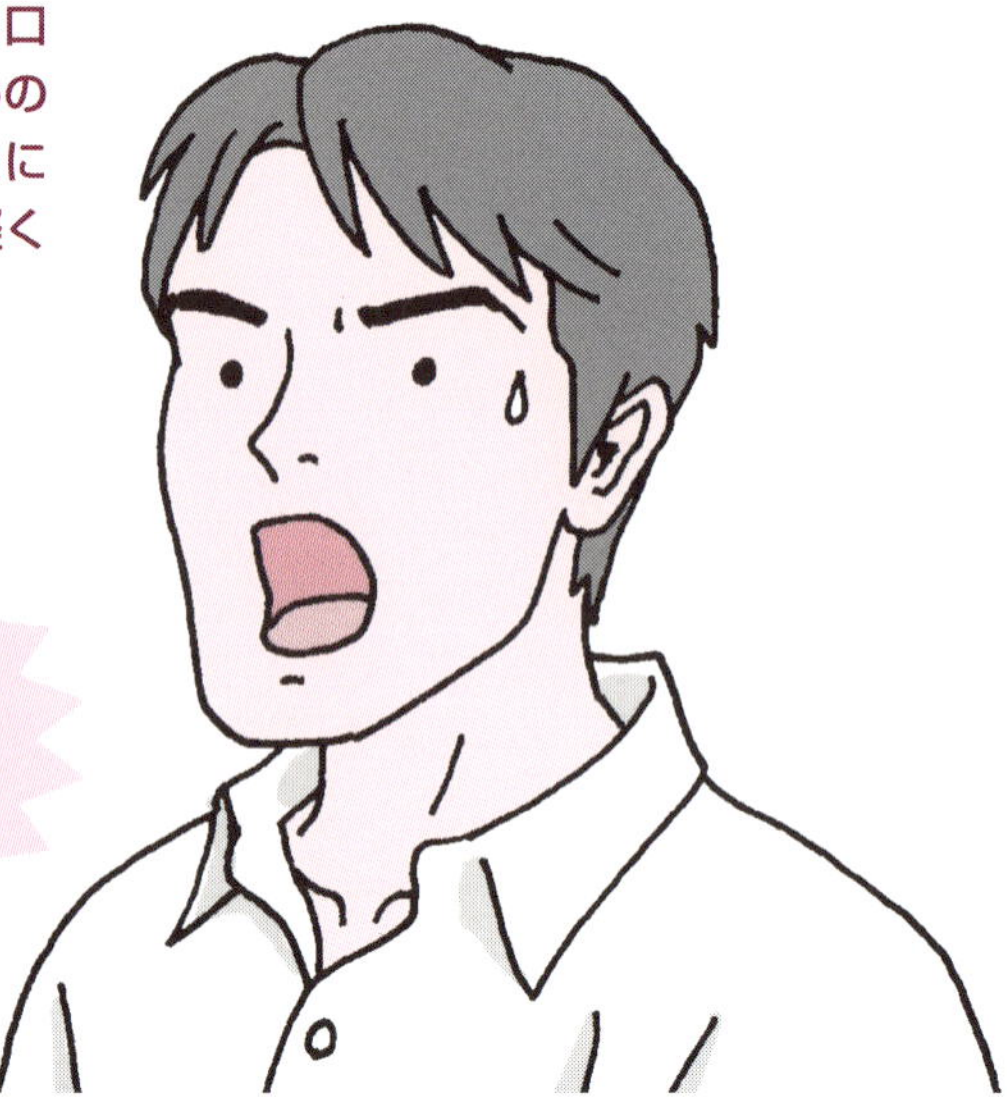

痛みが気にならなくなるまで、毎食後と入浴後に実行しよう

Point!

●痛みが気になるときは準備運動として「痛くない範囲での小刻みな口の開け閉め」（→84ページ）をおこなうとよい

できるだけ我慢して大きく口を開けたまま10秒間維持

↕ 数回、くり返す

力を抜いて10秒間休む

疲れにくいあごをつくるために

下顎頭が前のほうにスムーズに滑り出して口を大きく開けることはできても、軽い痛みがあるという人もいます。こうした場合には、手指を使わない開口維持訓練を続けましょう。少しずつ痛みが軽くなってくるはずです。

また、痛みがなくなったあと、あごの疲れやだるさを感じやすくなることもあります。長年の開口障害や痛みのために、咀嚼筋を十分に動かす機会が減り、耐久力が低下していると考えられます。その場合は、筋負荷訓練を始めるようにしましょう。くり返すうちに筋肉が丈夫になり、疲れにくくなっていきます。

筋負荷訓練のやり方

長年の痛みで筋肉が弱り、疲れやすくなっている状態を改善するためのトレーニングです。口を開くときの痛みがなくなったら、取り組んでみましょう。

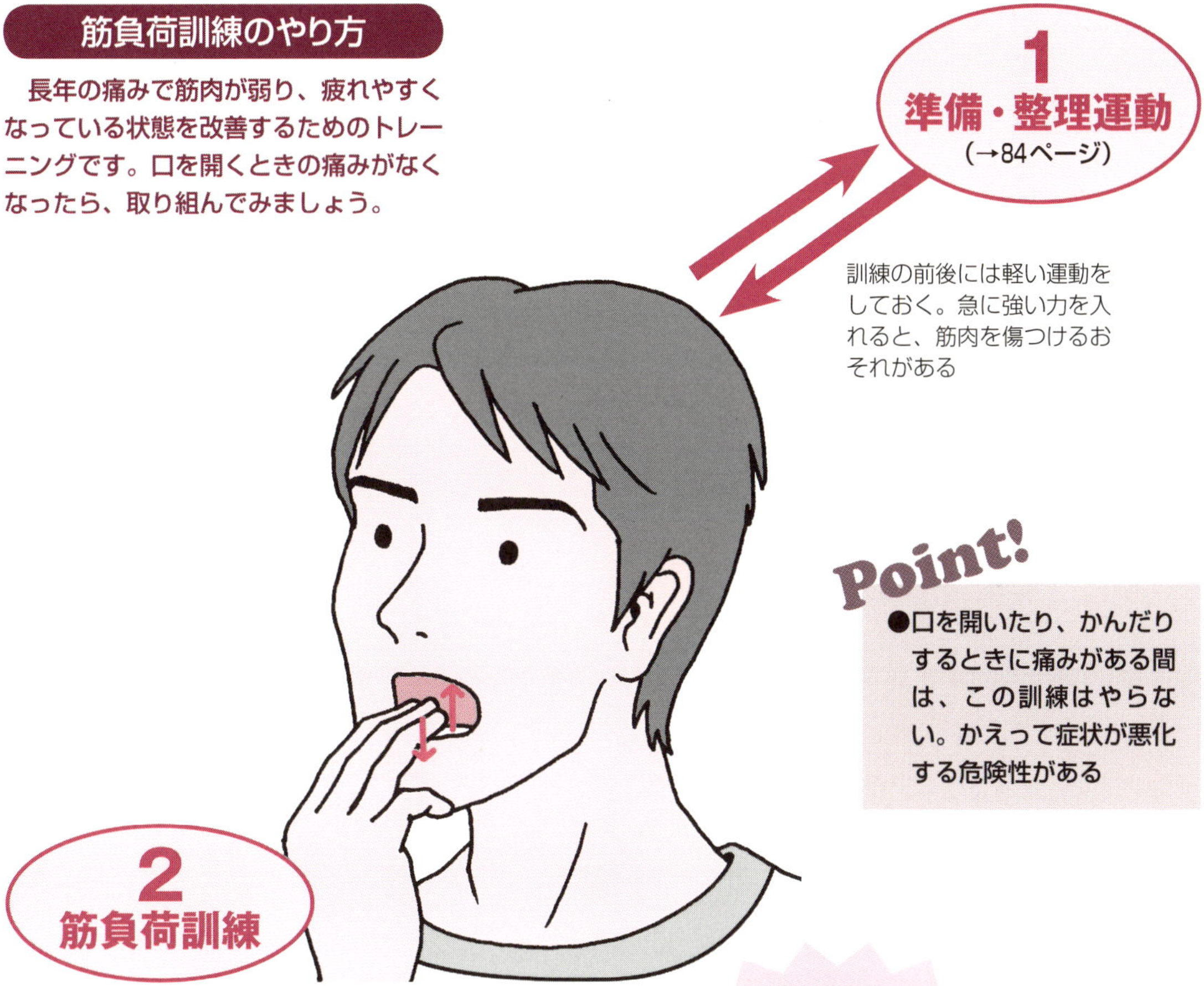
1
準備・整理運動
(→84ページ)
訓練の前後には軽い運動をしておく。急に強い力を入れると、筋肉を傷つけるおそれがある
2
筋負荷訓練

口を小さく開き、利き手の人差し指から薬指までの3本の指をかけ、下あごを押し下げる。同時に、口を閉じるように力を入れて、口が開かないようにする。この状態で10秒間維持

3～4回くり返す。慣れてきたら、持続時間を30秒間程度にまで長くする

少し休む

Point!

●口を開いたり、かんだりするときに痛みがある間は、この訓練はやらない。かえって症状が悪化する危険性がある

毎食後と
入浴後に1セットずつ
1日合計4セットを
毎日欠かさず
続けよう

リハビリのやり方③

症状がやわらいだら「ガムかみ」を

「口は開くようになったのに、かむときの痛みだけ残っている」「トレーニングをしていたら今までなかったかみしめ痛が出てきた」というときは、ガム咀嚼訓練を始めましょう。

ガムを口に入れ、あえて痛みが出るように強くかみしめる。つらくなったら吐き出してあごを休ませ、しばらく休んだら、再度ガムかみをおこなう

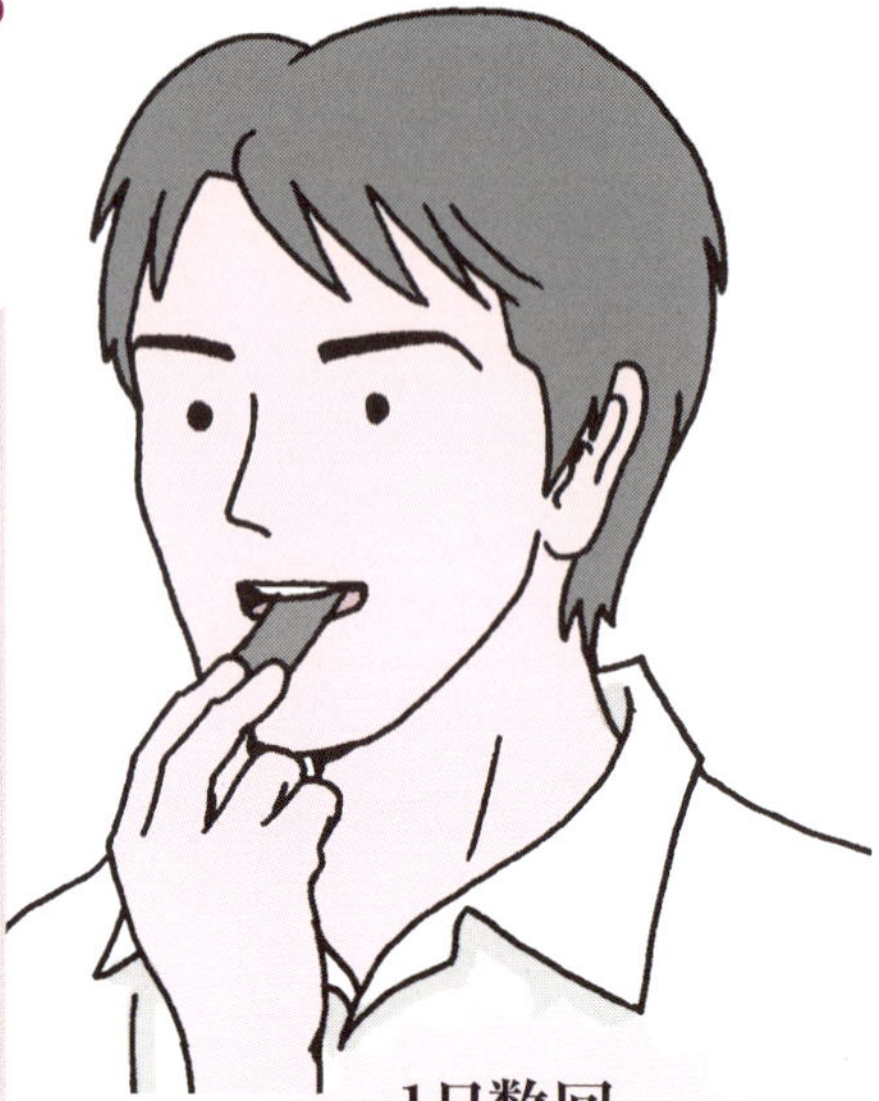

1日数回、ガムかみをくり返そう

ガム咀嚼訓練のやり方

このトレーニングは、ガムを使ってあえてかみしめる動作をして痛みを出すトレーニングです。少しがまんしてトレーニングを続けることで、ふだんの食事の際に感じる痛みが軽くなっていきます。

Point!

- 訓練に用いるガムは市販のものでよい。やわらかいものから試し、痛みの程度がやわらいできたらかためのものにかえていく
- 砂糖を使用しているものはさける

板ガム 半分

▼

板ガム 1枚

▼

板ガム 2枚

▼

かための粒ガム 1～2個

トレーニングに伴うかみしめ痛にも効果的

症状が始まったばかりのときにあったかみしめ痛は、一般的には口を開けるようになるとともに消えていきます。ある程度症状が改善したら、ガムを使った咀嚼筋を鍛える訓練を続けましょう。

また、トレーニングを続けるうちに、新たにかみしめ痛が出てきてしまうこともあります。前方にずれた関節円板が、さらに前のほうに移動すれば口は開くようになります。一方、関節円板と下顎頭をつなぐ組織が引っ張られることになるため、痛みが生じるのだと考えられています。こうしたトレーニングに伴う新たな痛みにも、ガム咀嚼訓練が有効です。

リハビリトレーニングQ&A

Q 痛くてたまりません。もっと楽な方法はありませんか?

A トレーニングを数日間続けたあと、かえって症状が悪化してきたと感じるようなことがあれば、トレーニングの回数を減らしたり、あごに加える力を減らしたりするなど微調整してください。

ただし、「楽にできる範囲」のトレーニングでは、日常的な動作が楽になる効果は期待できません。リハビリトレーニングに痛みはつきもの。日常動作での症状の改善効果が感じられるようになれば、「少しがまんしてでも続けよう」という気持ちも出てくるでしょう。

Q トレーニングを続けていますが効果が実感できません。それでも続けたほうがよいですか?

A 効果が上がらない理由はいくつか考えられます。

●負荷のかけ方が軽すぎる
●継続期間が、まだ十分ではない
●トレーニングの種類が不適切

筋負荷訓練やガム咀嚼訓練は、痛みが強い時期におこなうと、かえって症状を悪化させます。自分の症状に合ったトレーニングを、正しいやり方で続けられているか、今一度見直してください。

Q 下あごを押し下げるトレーニングのとき、歯にかける指が痛むのですが、どうにかできませんか?

A ガーゼを当てたり、透明のビニールホースを指にはめたりするとよいでしょう。ホースは1m単位で購入できるお店もありますので、近所のホームセンターなどで探してみてください。

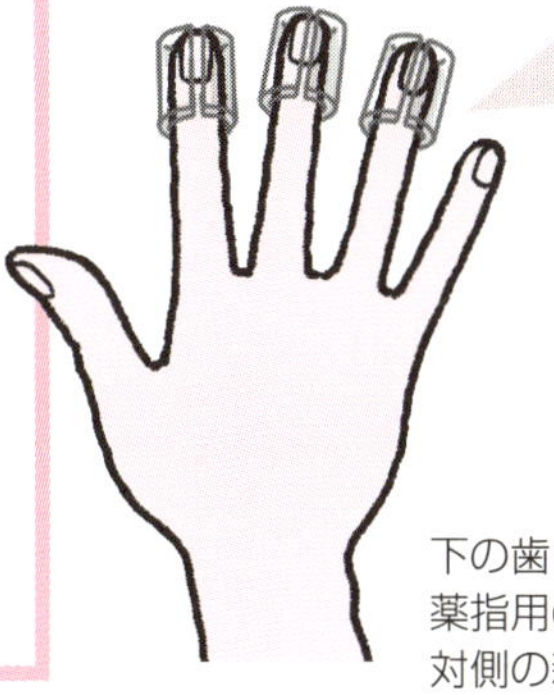
ビニールホースを、
歯に当てる指先の腹の部分を
覆う長さにカット。
縦に切れ目を入れておけば、
指の太さに関係なく使える。
爪側に切れ目がくるように
はめて用いる

下の歯にかける利き手の人差し指、中指、薬指用のほか、必要に応じて利き手と反対側の親指用のものを用意しておく

その他の治療法①

薬物療法、スプリント療法は一時的なもの

症状がひどくつらいときには、薬物療法やスプリント療法を試すのもよいでしょう。ただし、目的と使い方を正しく理解しておくことが大切です。

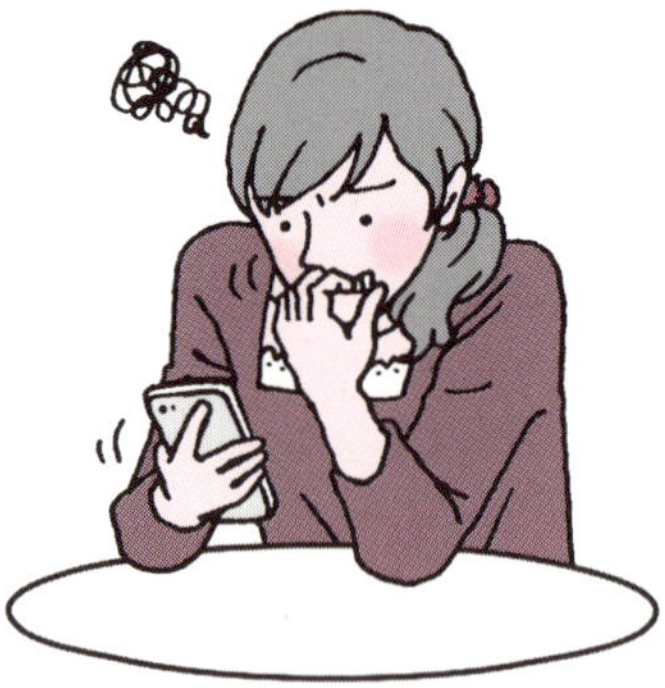

顎関節症に使われる主な治療薬

顎関節症で用いられる治療薬のうち、医療保険が使えるのは鎮痛薬のなかの一部の薬だけ。しかし、それだけでは十分に対応できないこともあります。

種類	目的	一般名	主な商品名
鎮痛薬	痛みをやわらげる	メフェナム酸	ポンタール
		イブプロフェン	ブルフェン
		ロキソプロフェン	ロキソニン
		エトドラク	ハイペン
		アンフェナクナトリウム	フェナゾックス
		インダシン	インドメタシン
抗不安薬	不安な気持ちをやわらげることで筋肉の緊張も緩和させる	エチゾラム	デパス
		メダゼパム	レスミット
		ロフラゼプ酸エチル	メイラックス
抗うつ薬	経過が長い場合に起こりやすいうつ状態の改善をはかる	スルピリド	ドグマチール
		アミトリプチリン	トリプタノール
		フルボキサミン	デプロメール
注射薬	関節の動きを改善する目的で顎関節内に注入する	ヒアルロン酸	アルツ

……医療保険で使える薬

鎮痛薬の使用は一週間程度に

医療機関で処方される薬は、基本的には鎮痛薬のみ。ですから、発症直後のつらい時期にはあわてて受診せず、市販薬で様子をみていてもかまいません。一週間もすればだいぶ楽になるはずです。

数週間、数ヵ月にわたって改善しない場合に、漫然と鎮痛薬を使うのはさけましょう。効果は期待できず、副作用も心配です。

長引く痛みには、抗不安薬や抗うつ薬が効くことがあります。ただ、顎関節症の治療薬というわけではないので、医師とよく相談してください。

マウスピースの長期使用はしないで

マウスピースも一時的な対応法にすぎません。

使い方を誤ると顎関節症の症状を深刻化させるおそれがあることを十分に理解しておきましょう(→20ページ)。

マウスピースを使うとき

マウスピースは、顎関節症の治療に不可欠なものではありません。「使うと楽だ」という感じがするなら、使ってもよいという程度のものと考えておきましょう。

歯と歯の距離ができて負担が少なくなる

マウスピースの厚み分、上下の歯と歯の距離ができるので、関節や筋肉の負担が減り、安静を保つことができます。

数日間の使用で効果を感じなければ中止

20ページの点にも注意しながら、数日間使用して、効果が実感できないようなら、使い続けないほうがよいでしょう。むしろ症状が悪化したように感じる場合には、すぐに中止してください。

強くかみしめたら意味がない

TCHがある人はマウスピースを入れることで、逆にかみしめが強まってしまうことがあります。これでは安静を保てません。

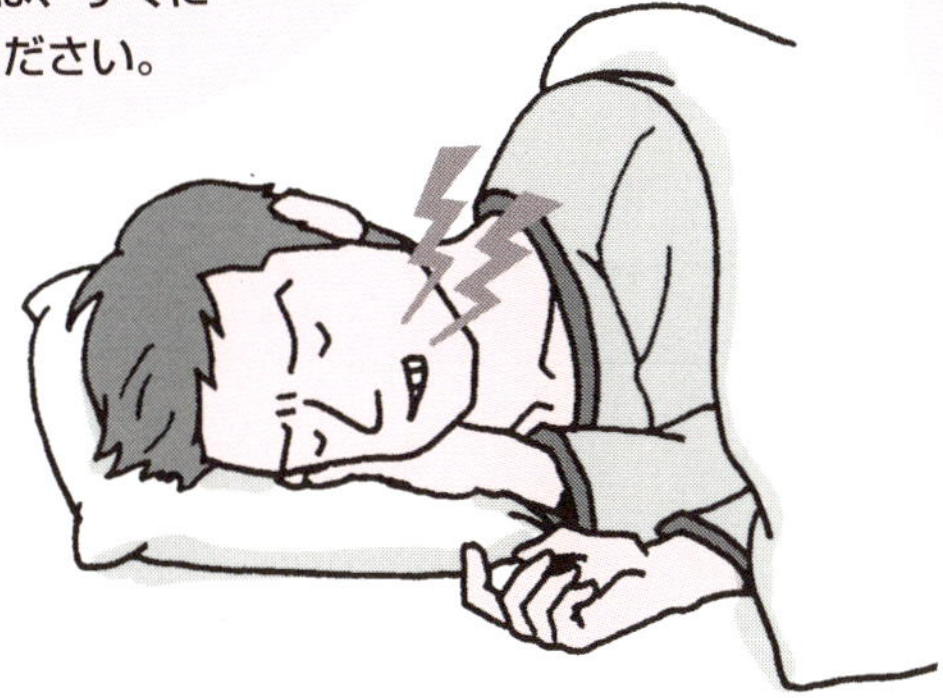

歯ぎしり対策にマウスピースが用いられることもあるが、効果のほどははっきりしていない

その他の治療法②

まれだが手術がおこなわれることも

顎関節症で、手術や、麻酔薬が必要なほど強い痛みを伴う治療法が必要になることはまれです。しかし、重症化した例では、外科的な治療でしか症状を改善しにくいこともあります。

基本的には保存療法で対応

TCHコントロールとリハビリトレーニングを基本に、必要に応じて薬物療法やスプリント療法を追加することで、顎関節症のほとんどが改善していきます。

保存療法で対応できないのはレアケース

体にメスを入れたり、器具を挿入したりしておこなう治療は、顎関節症の治療としてはまれなもの。けれど、状態によっては検討されることがあります。

条件しだいで検討可能

円板整位術（マニュピレーション）

前方にずれた関節円板に下顎頭がひっかかり、突然、口が開かなくなってしまった場合、発症から２週間以内であれば、この方法で治すことができます。ただし、再発のおそれはつきものです。

２週間以上たってしまうと、関節円板と下顎頭をつなぐ靭帯が伸びきってしまい、もとに戻らなくなるので、この方法は実施されません。

癒着《ゆちゃく》や変性が生じ痛みも動きも改善しなければ検討

外科的手術

顎関節症が進み、骨や関節円板の組織が変化した結果、組織がくっつき合ってはがれなくなる癒着が生じたり、傷ついた関節円板に毛細血管や神経が入りこみ、慢性的な痛みがとれなくなってしまったりすることがあります。そのような場合には、手術が検討されます。

徒《と》手《しゅ》的《てき》円板《えんばん》整《せい》位《い》術《じゅつ》

「徒手的」とは手を使うという意味。その名のとおり、歯科医が下顎頭を下方、次いで前方に引っ張ることで、前に落ちている関節円板を下顎頭にのせる方法です。

施術の際､強い痛みを伴うため、局所麻酔薬を関節内部に注射しておこなうこともあります（パンピング・マニュピレーション）。

①下方に引き、②前方に引っ張ることで、③下顎頭の上に関節円板がのる

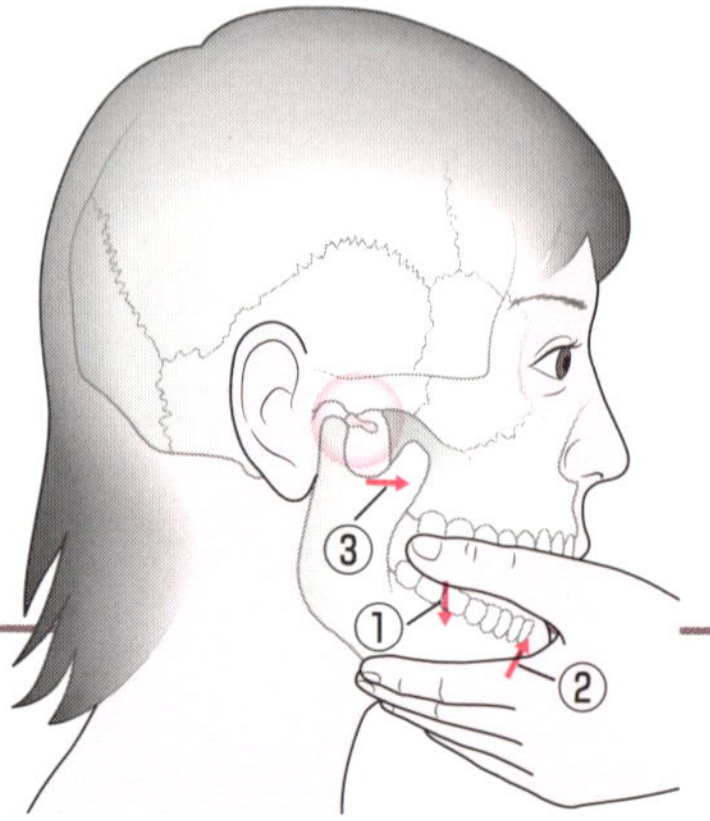

ほとんどは手術までは不要

顎関節症のほとんどは、TCHコントロールとリハビリトレーニングを中心にした保存療法で対応できます。

保存療法というのは、体に傷を負わせることなく、治療していく方法のことで、薬物療法や短期的におこなうスプリント療法も含まれます。

癒着が生じてしまったら外科的な手段も検討する

適切な対応をとらないまま長期間放置しておくと、関節内で癒着が生じたり、関節円板の組織が変性したりして、痛みがコントロールできなくなってしまうことがあります。その場合、外科的な手段で癒着をはがしたり、関節円板そのものを除去したりすることを検討します。

このような状態に至るまで放置せず、症状をコントロールしていくことがなによりも重要です。

手術療法は2つに大別される

手術の方法は、切開を必要とする関節開放手術と、内視鏡の一種である関節鏡を使う関節鏡視下手術に大別されます。

関節鏡視下手術

耳の穴の前方に4mmほどの小さな穴を2つあけ、そこから直径2〜4mmの関節鏡を挿入して関節内の様子をモニター画面で観察。もう1つの穴から挿入した器具を使って、癒着した部分をはがします。手術時間は2時間程度。

いずれの方法も全身麻酔が必要。また、手術後、動かさないままの状態が続くと、新たな癒着が始まってしまう。なるべく早い時期からリハビリトレーニングをおこなう

関節開放手術

耳の穴の前方の皮膚を6cmほど切開し、顎関節内を切り開いて肉眼で観察しながら手術する方法。変性した関節円板を切除する目的でおこなわれることがあります。手術時間は2〜4時間程度。

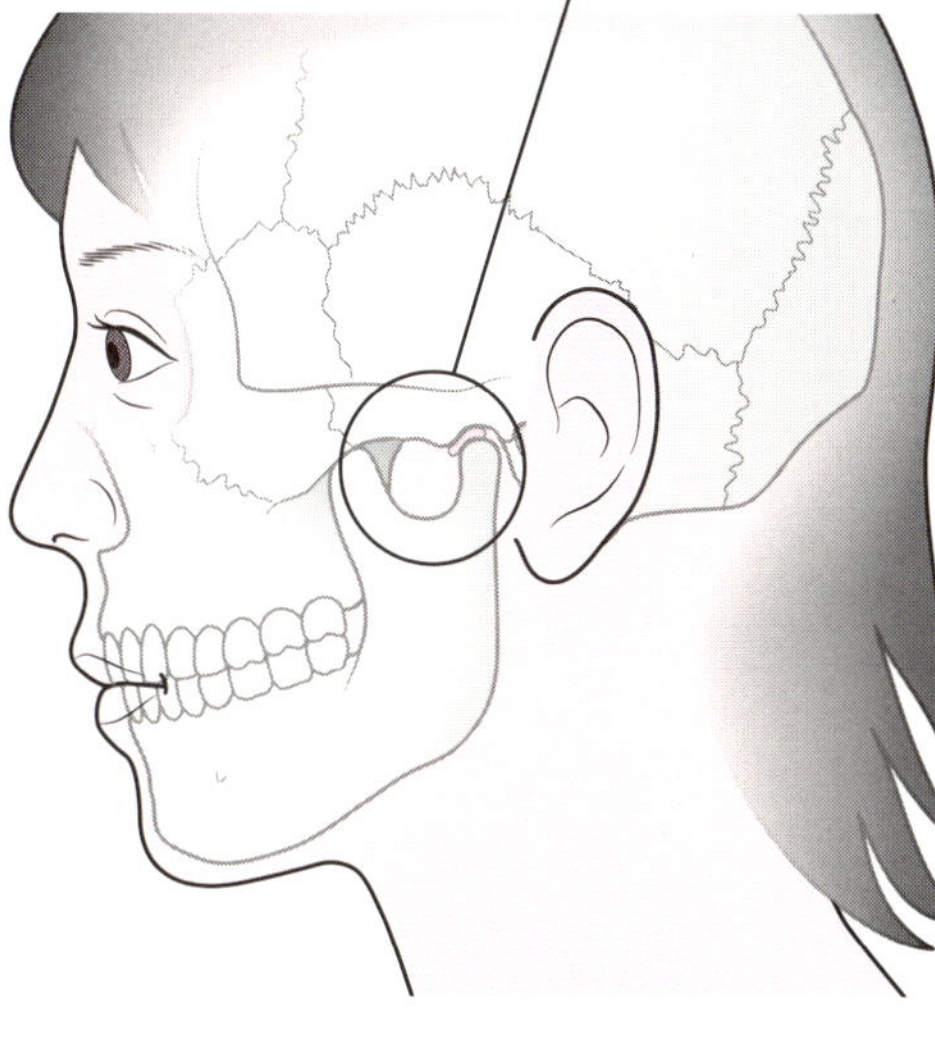

このほか、顎関節内に挿入した管を通して生理食塩水などを流し込み、関節内を洗い流す「関節洗浄療法」などを実施している医療機関もある

その他の治療法③

かみ合わせ調整・歯列矯正は慎重に

かみ合わせの悪さや歯並びの悪さが気になっている人もいるでしょう。顎関節症の症状が落ち着いたら、かみ合わせの調整や歯列矯正を受けることを検討してもよいでしょう。

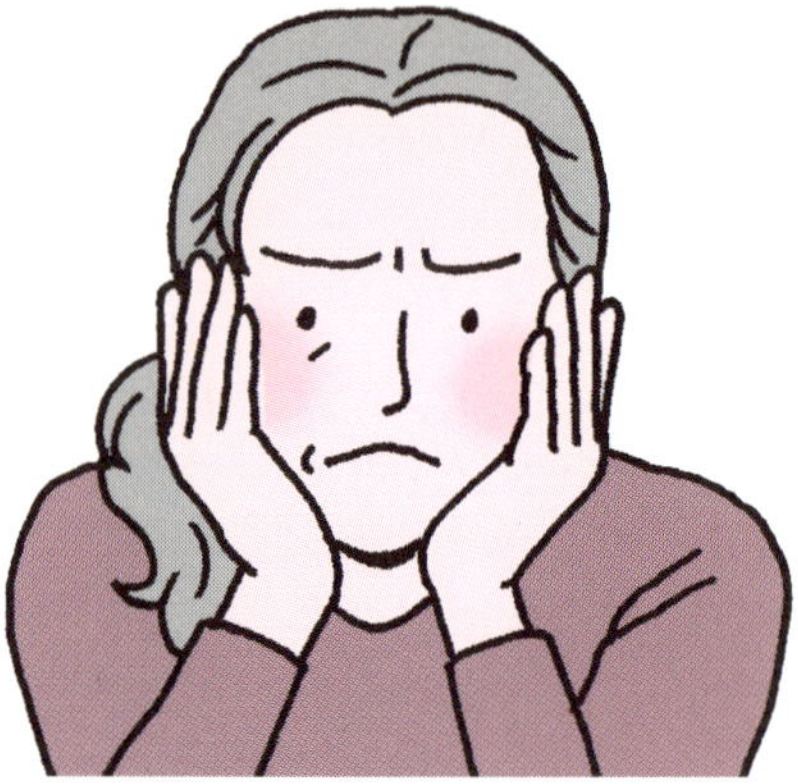

TCHがある人は、かみ合わせ違和感を生じさせる原因にもなるので、とくに危険

検討する前の大原則

「かみ合わせが悪いので直したほうがいい」「歯列矯正をすればあごの症状も治る」などという言葉には要注意。かみ合わせの調整や歯列矯正の開始を検討するにしても、2つの原則を忘れないでください。

顎関節症の治療中は手をつけない

症状があるときは痛む側の筋肉が縮こまり、ふだんのかみ合わせと微妙に変化しています。その状態でかみ合わせを調整する治療を受けると、あとになってうまくかめなくなってしまうことがあります。

かみ合わせ調整・歯列矯正の目的を見誤らない

「顎関節症を治すために必要」という主張を鵜呑みにしてはいけません。そうした考え方は過去の遺物です。

かみ合わせや歯並びがよくなると……

- 顎関節症をまねく要因が少し減る
- 見た目が美しくなる
- ものをかみやすくなる

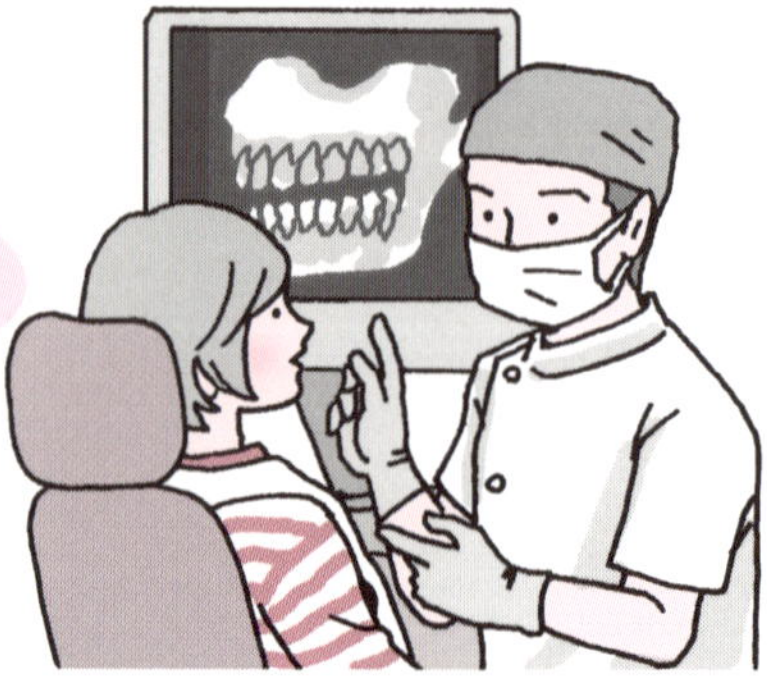

なぜその治療法が必要なのか、どのように治療していくのか、医師の説明をよく聞き、納得のうえで治療にのぞむようにしよう

過蓋咬合《かがいこうごう》

上あごの前歯が下あごの前歯に覆いかぶさり、下あごの前歯が見えないほど深くかみ合った状態のこと。顎関節の圧迫を引き起こしやすいといわれます。

過蓋咬合には、子ども時代のTCHが影響している可能性があります。乳歯から永久歯に生え変わる時期からTCHがあると、永久歯が必要な高さまで生えそろわず、かみ合わせが深くなってしまうのです。

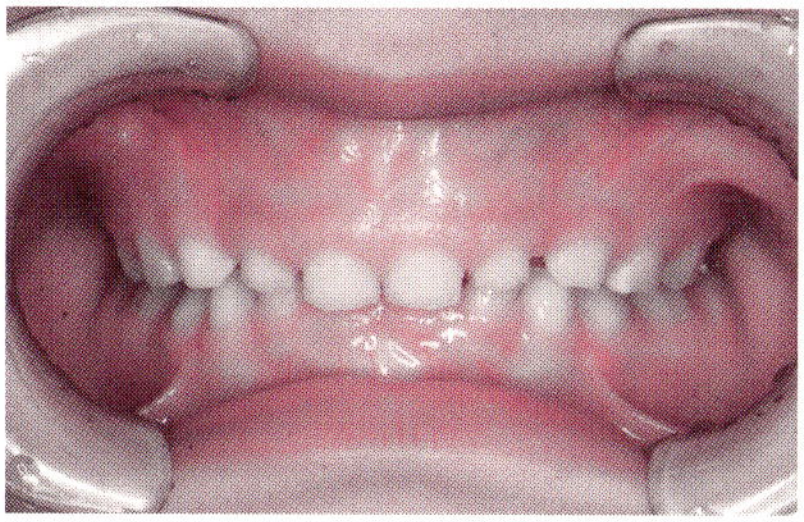

子どもにみられる過蓋咬合。長時間、ゲームに熱中しているときなどにTCHが起こりやすいので要注意

あごに負担をかけやすいかみ合わせの例

それだけで顎関節症の原因になることはなくても、TCHがある場合、かみ合わせの悪さが、あごの負担をより大きくしてきた可能性はあります。

歯の欠損

とくに奥歯が数本抜けた状態を放置しておくと、かみ合う歯がないために下あごが本来の位置より上に移動するため、下顎頭が顎関節を押し上げて圧迫したり、関節円板の位置をずらしたりしやすくなります。

反対咬合

上の歯ではなく、下の歯が外側に出たかみ合わせのこと。俗に受け口といわれる状態です。筋肉のバランスがとりにくいといわれています。

先にすべきはTCHをなくすこと

くり返し述べてきたことですが、顎関節症を治すためにかみ合わせの調整や歯列矯正をおこなうのはすすめられません。

顎関節症に影響するとしても、それはTCHという習慣があることで生じるもの。TCHが是正されないかぎり、いくらかみ合わせや歯並びをよくしても、あごへの負担を減らすことはできないのです。

症状が落ち着いたら検討してもよい

とはいえ、「かみ合わせや歯並びには手をつけないほうがよい」というわけでもありません。食べものの咀嚼に苦労している、口元が気になって屈託なく笑えないなどということがあるなら、治療を考えましょう。

ブラッシングもしやすくなり、歯を長持ちさせやすくなる可能性もあります。

どこで治療するか

TCHを理解している医療機関へ

顎関節症の多くは自分で治すことができます。なかなか改善しない、再発をくり返してしまうという人は、取り組み方の指導を受けられる医療機関へかかるようにしましょう。

治療費の決まり方

顎関節症の治療は、歯科医院や歯科病院でおこなわれます。歯科治療では、「保険診療」が認められている範囲が非常に狭いという問題があります。

保険診療でできること

顎関節症の治療法として、医療保険が使える治療法は限られています。下記の治療内容のみであれば、診察料や検査代、治療費の一部に保険が適用されるため、患者さんの負担額は減ります。しかし、治療効果という点では十分ではありません。

- 限られた種類の鎮痛薬を使った薬物療法
- スプリント療法（マウスピースの作製）
- かみ合わせの調整

自由診療でしかできないことを、保険診療に追加することは「混合診療」といわれ、国が禁じている

自由診療になること

顎関節症の治療法として効果の高い方法ですが、医療保険を使うことは認められていません。各医療機関が設定する診察料や検査代、治療費を、患者さんが全額負担します。

TCH是正法
TCHコントロールの方法を指導し、経過をみていく

リハビリトレーニング
最適なトレーニングを指示し、指導。経過をみていく

保険の適用がない治療法を受けるときは、診察料や検査代も全額自己負担になる

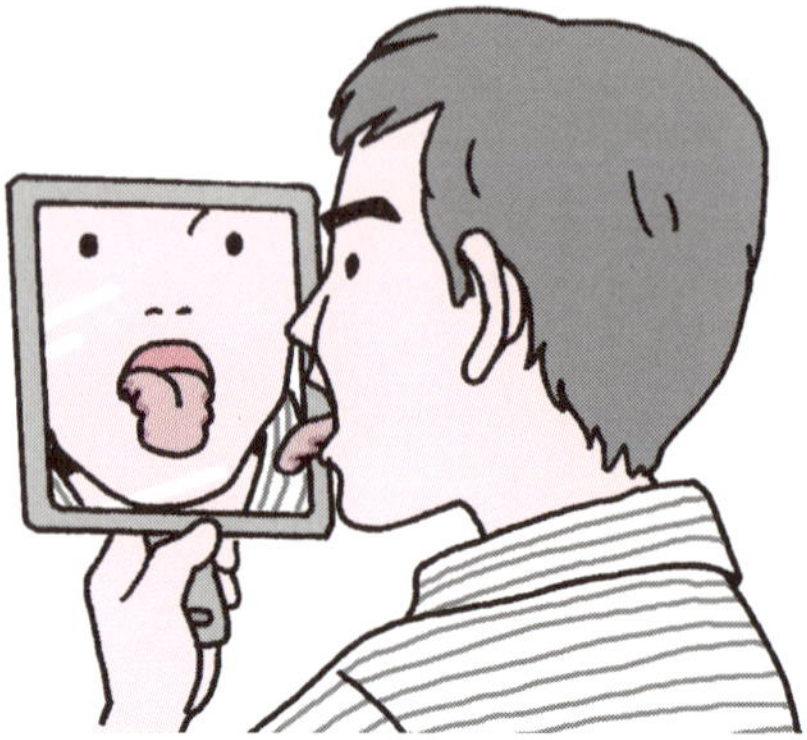

TCH理論に基づく治療法を実践している医療機関

TCHは、本書の監修者である木野孔司准教授を中心にしたグループが発見した新しい概念です。今後は、顎関節症の治療法として中心的なものになっていくと期待されていますが、現段階で、治療に取り入れている医療機関は限られています。

次ページのリストも参考にしながら、受診先を選ぶようにしましょう。

「どこにかかるか」が非常に重要

医療機関で治療を受ける場合には、「どこにかかるか」「だれに診てもらうか」が非常に重要です。「顎関節症の治療法」として一般的におこなわれている方法のなかには、安易に受けないほうがよいものもあります。TCHの理論を理解し、コントロールするための是正法を指導できる医療機関にかかることを考えてください。

通院回数は数回で終わる

TCH是正法やリハビリトレーニングの指導は自由診療になりますが、「患者さん自身の取り組みを指導する」というのが基本で、ほとんどは数回、三ヵ月間程度の通院で完了します。歯を削られることも、高額なマウスピースの作製を求められることも、調整のために通院を重ねる必要もないので、安心して相談してください。

東京医科歯科大学歯学部附属病院 顎関節症外来

西山暁先生をリーダーとする顎関節症治療機関。顎関節症の患者さんの来院数は世界一を誇ります。豊富なデータ解析をもとに、歯を削ったり、歯並びを治したりすることなく、数回の治療で症状を改善させています。

【住所】東京都文京区湯島 1-5-45
【電話】03-5803-5961

木野顎関節研究所

これまで顎関節症に苦しみながらも、通常の治療では効果がなかった方々の多くは、TCHをおもちです。しかし、この本で解説してきたとおり、TCHはご自分で治すことができます。

TCHがあることで、どのような問題が現れるのか、TCHを治すことでどのような症状が楽になるのか、広く多くの方に知っていただくために「木野顎関節研究所」というホームページを設けています。

ぜひそちらもご覧ください。

【木野顎関節研究所ホームページ】
http://kinoins.com

自分で治そうとしても上手くいかない、木野先生の診察を受けたいという場合には、巻末の医療機関リストの中の「佐藤歯科医院今戸クリニック」に連絡を！

TCH是正療法ができる医療機関

（2022年1月現在）

	医療機関名（医師名）	住所	電話番号
東北地区	**仙台東口矯正歯科**（堀内淳）	宮城県仙台市宮城野区名掛丁 205−5	022−781−8556
関東地区	**石川歯科医院**（石川高行）	東京都八王子市八日町 4−9 幸ビル 2−4F	042−625−5484
	加納歯科医院（加納邦弘）	千葉県柏市松葉町 6−9−1	04−7133−0418
	銀座はけた歯科医院（羽毛田匡）	東京都中央区銀座 3−10−7 銀座京屋ビル 2F	03−6226−6555
	グリーンデンタルクリニック（島田淳）	東京都千代田区五番町 5−6 ビラカーサ五番町 1F	03−3261−0418
	サイトウ歯科（齋藤博・齋藤博之）	東京都渋谷区代々木 2−10−9 本間ビル 3F	03−3374−7070
	佐藤歯科医院今戸クリニック（木野孔司・佐藤文明）	東京都台東区今戸 2−39−9	03−3871−8148
	渋谷歯科医院（渋谷寿久）	神奈川県鎌倉市長谷 2−14−12	0467−22−8249
	昭和大学歯科病院顎関節症治療科（船登雅彦）	東京都大田区北千束 2−1−1	03−3787−1151（代表）
	東京医科歯科大学歯学部附属病院顎関節外来（西山暁）	東京都文京区湯島 1−5−45	03−5803−5961
	独立行政法人地域医療機能推進機構群馬中央病院（平林晋）	群馬県前橋市紅雲町 1−7−13	027−221−8165
	なかむら歯科（神山美穂）	千葉県我孫子市我孫子 4−2−12	04−7185−1235
	西村歯科（西村一義）	東京都江東区古石場 3−11−11	03−3641−5679
	日本大学歯学部付属歯科病院顎関節症科（高津匡樹）	東京都千代田区神田駿河台 1−8−13	03−3219−8080
	三澤歯科医院（三澤正文）	東京都世田谷区南烏山 5−19−13 武藤ビル 3F	03−3326−0737
	みどり小児歯科（和気裕之）	神奈川県横浜市青葉区桜台 2−2	045−982−7977
	リョウデンタルオフィス（八木優子）	東京都杉並区西荻北 3−32−12 西荻クリニックファーム B1−C	03−6903−2605
甲信越地区	**たじま歯科医院**（田島達彦）	長野県佐久市岩村田 1773−2	0267−68−8225
	羽毛田歯科医院（羽毛田匡）	長野県南佐久郡小海町小海 4307	0267−92−2208
	松田歯科医院（松田拓己）	新潟県新潟市西区小針 7−5−13	025−234−1112
中部地区	**サイトウ歯科**（齋藤滋子・齋藤博之）	静岡県磐田市中泉 375 リベーラ磐田 1F	0538−39−2070
	まつおか歯科（松岡正樹）	静岡県浜松市中区向宿 1−12−15	053−461−2123
中国地区	**泉川歯科医院**（泉川卓也）	広島県広島市安佐南区大町東 1−7−12	082−877−0050
	こはま歯科医院（小濱裕幸）	鳥取県鳥取市宮長 3−3	0857−53−1956
四国地区	**木本歯科医院**（木本洋介）	徳島県阿南市領家町野神 327−1	0884−23−0773
九州地区	**たていし歯科**（甲斐貞子）	福岡県福岡市中央区薬院 2−3−1 NKビル 2F	092−771−3388

費用等につきましては、各医療機関にご確認ください

健康ライブラリー イラスト版

自分《じぶん》で治《なお》せる!
顎関節症《がくかんせつしょう》

2014年4月10日 第1刷発行
2022年3月9日 第4刷発行

監修	木野孔司（きの・こうじ）
発行者	鈴木章一
発行所	株式会社講談社 東京都文京区音羽二丁目12-21 郵便番号 112-8001 電話番号 編集 03-5395-3560 販売 03-5395-4415 業務 03-5395-3615
印刷所	凸版印刷株式会社
製本所	株式会社若林製本工場

N.D.C. 493 98p 21cm

KODANSHA

ISBN978-4-06-259780-7

■監修者プロフィール

木野 孔司（きの・こうじ）

1976年、東京医科歯科大学歯学部卒業。東京医科歯科大学歯学部口腔外科学第一講座助手、同大学歯学部附属病院顎関節治療部部長（准教授）を経て、2015年大学を退職。2016年、木野顎関節研究所開設。日本顎関節学会専門医、指導医。

■共同監修

齋藤 博（さいとう・ひろし）

サイトウ歯科院長。1976年、東京医科歯科大学歯学部卒業。同級生の木野孔司東京医科歯科大学准教授を中心とする歯科医師有志とともに「次世代の顎関節症治療を考える会」（http://tmd-kino.com/）を主宰している。

■参考資料

木野孔司編著『TCHのコントロールで治す顎関節症』（医歯薬出版株式会社）

木野孔司著『完全図解 顎関節症とかみ合わせの悩みが解決する本』（講談社）

木野孔司／齋藤博著『100歳まで自分の歯を残す4つの方法』（講談社）

木野孔司／齋藤博他「生活習慣病としての顎関節症のマネジメント」（歯界展望 Vol.117 No.3 2011-3）

木野孔司／齋藤博「歯科接触癖（TCH）を知っていますか？」（歯界展望 Vol.118 No.2 2011-8）

齋藤博之／齋藤博／木野孔司「TCHコントロールを日常臨床に取り入れる」（歯界展望 Vol.122 No.4 2013-10）

木野孔司／渡辺晴美「歯科衛生士が気づく！伝える！顎関節症マネジメント 基本の“き”」（デンタルハイジーン Vol.32 No.4～Vol.32 No.11）

●編集協力　オフィス201　柳井亜紀
●カバーデザイン　松本 桂
●カバーイラスト　長谷川貴子
●本文デザイン　勝木雄二
●本文イラスト　秋田綾子　千田和幸